¿A LA BÚSQUEDA DE LA RECETA CORRECTA?

¿A la búsqueda de la receta correcta?
Hans Jürgen Klee

Editado por:
CULTIVA LIBROS
Lantia Publishing S.L.
C/ Méndez Álvaro 18 2ª Pl.
Madrid 28045
España
912049636
www.cultivalibros.com
info@cultivalibros.com

Impreso en España
ISBN: 978-84-16162-30-7

Maquetación, diseño y producción: Cultiva Libros

Explicación de la portada

Puzzle donde no encajan las piezas correctamente, diferentes tratamientos con un éxito más o menos afortunado, pero las células se resisten al tratamiento, la medicación no es capaz de frenar o erradicar la enfermedad, ni el tratamiento contra el dolor responde al conjunto del dolor.

Metástasis ósea es el cáncer que se ha propagado desde el sitio originario, primario, al hueso.

¿Cuál es la receta correcta?

1. El tratamiento con hormonas intenta agregar, bloquear o extraer hormonas, disminuir o impedir el crecimiento de células cancerosas, entre otras la de la próstata.

2. La quimioterapia, Docetaxel, intenta con medicamentos destruir las células cancerosas.

3. Las pastillas de acetato de Abiraterona (Zytiga) en combinación con Prednisona intentan tratar el cáncer metastático en otras partes del cuerpo distintas a la zona originaria o primaria. Disminuye la concentración de andrógenos, hormonas masculinas como la testosterona, producidas por el cuerpo. Esto puede impedir el crecimiento de células cancerosas que necesitan andrógenos para multiplicarse.

4. Puesta a punto en el hospital, Transfusión de plaquetas rojas, alimentación suplementaria y proteínas. 9.10.13 al 23.10.13

5. ¿Y ahora qué? ¿El tratamiento ha terminado? Medicación y rehabilitación en casa. Vistas periódicas al Hospital.

6. ¡Suerte! Fueron las últimas palabras de la doctora antes de despedirme en el hospital.

El 18.12.13 empecé el II Capitulo, otra vez con Abiraterona.

Agradecimiento de Hans Jürgen Klee

En primer lugar muchas gracias a todos los familiares, la coordinación con el hospital y en especial a la organización de PADES de Sant Feliu de Ll. De Barcelona.

PADES Equipo de apoyo en domicilio. Programa de atención domiciliaria. Llevan a cabo una atención integral directa en la coordinación de recursos entre niveles asistenciales.

Enfermo y autor.

HANS JÜRGEN KLEE

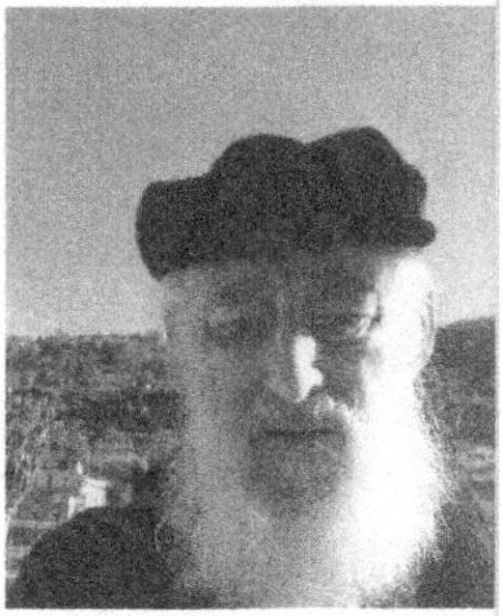

Nota previa

Estas anotaciones no pretenden dar lecciones a nadie ni sustituir la opinión ni las recomendaciones médicas, simplemente, y como no tenemos la costumbre de leer el prospecto de los medicamentos, compartir mis experiencias sobre lo que he vivido y sentido, con un medicamento nuevo y su uso poco extendido, permitiéndome formular algunas críticas al sistema, con el fin de mejorar y entendernos mejor todos, la administración sanitaria y en especial el médico y el paciente.

Si no te interesa saber más sobre tu enfermedad simplemente haz caso al médico y a sus instrucciones verbales o por escrito, si te interesa saber más al respecto, busca información en las páginas oficiales de la EU, de España y de las autonomías.

Introducción antes del índice

El texto está compuesto por dos capítulos. El primero resume toda la historia desde los 65 años hasta la suspensión de la Abiraterona con algunas gammagrafías.

El segundo capítulo es un resumen de días, sin ser algo concreto, en mis expresiones. Desde un buen estado hasta una muerte aparente. La propia Abiraterona deja al margen este estado, desde diferentes sucesiones una y otra vez. Las frases son incompletas, no son coherentes, ni tienen sentido, simplemente he transcrito lo que he sentido y en algunos momentos lo que la familia me ha contado[1].

No se conocen en ningún país europeo suspensiones del tratamiento con Abiraterona. Ni una sola vez... todos están confundidos con las razones para administrar la quimioterapia en pastillas. La empresa lo reconoce en su composición del producto. ¿Tengo éxito o no en mis predicciones para una probabilidad de curación del cáncer con metástasis?

---

[1] Nota posterior de la familia: No se modifica el texto original, respetando su deseo. Solo se añaden algunas aclaraciones desde el punto de vista de la familia cuando se considera estrictamente necesario.

Tratamiento (hasta el 19.12.13) (sigue en el capítulo II)

Hormonal, durante casi tres años

Quimioterapia	9.1.13, 11.2.13, 8.3.13, 3.4.13
PSA	595 Dic, 530, 287, 367
Radioterapia	22.1.13, 22.2.13
Quimioterapia Abiraterona	30.5.13, 26.6.13, 24.7.13, 28.8.113
PSA	352 672 1200
Zomata 28, Huesos	23.5.13, 27.6.13, 25.7.13, 29.8.13, 23.10.13
Eligard 45 Semestral,	17.6.13, 16.12.2013

Historial de Gammagrafias para ver la evolución de la enfermedad

30.05.2013 Cápitulo III: Terapia de Hormonas Pág. 29

14.12.2013 Cápitulo IV: Quimioterapia y Radioterapia Pág. 32

29.04.2014 Cápitulo I: Introducción Pág. 18

26.07.2014 Cápitulo VI: El Dolor Pág. 50

26.09.2014 Cápitulo IX: Post Abiraterona (resumen) Pág. 63

Índice

Hans Jürgen Klee

¿A LA BÚSQUEDA DE LA RECETA CORRECTA?

I: Introducción

Ya es bien sabido que el cáncer en sus múltiples manifestaciones es una enfermedad de nuestra generación con un aumento anual de alrededor de un 30% cada año en cáncer de próstata. Según la estadística de EE.UU. el 43% de todos los cánceres corresponde a cáncer de próstata.

Fue el 29.4.2013 cuando estaba citado en un centro concertado con la Seguridad Social, en la Calle Londres de Barcelona, para hacer una gammagrafía ósea, cuando al final de la exploración, la operadora del sistema me preguntó desde cuándo estaba en tratamiento, contesté que desde hacía tres años con hormonas, como Eligard semestral y Pencial principalmente. "¿Sólo con hormonas?" contestó...

Unos días más tarde fui a recoger el resultado que reflejaba lo siguiente: Signos gammagráficas de progresión de M1 óseas múltiples en relación a la exploración previa efectuada el 14 diciembre pasado y en la actualidad hay invasión de calota craneal, ambos húmeros, toda la columna vertebral, destacando importante actividad osteogénica en segmento dorsal, en ambas parrillas costales y esternón, marco óseo de la cintura pelviana y ambos fémures y dando lugar a una diseminación ósea generalizada o multicéntrica por M1. (Categoría M describe si existen metástasis a distancia, M1 = si existen)

La fotocopia que acompaña el informe, de no muy buena calidad pero lo suficientemente expresiva para ver claramente las zonas afectadas, manchas alrededor de la columna, desde la zona craneal hasta la zona pélvica.

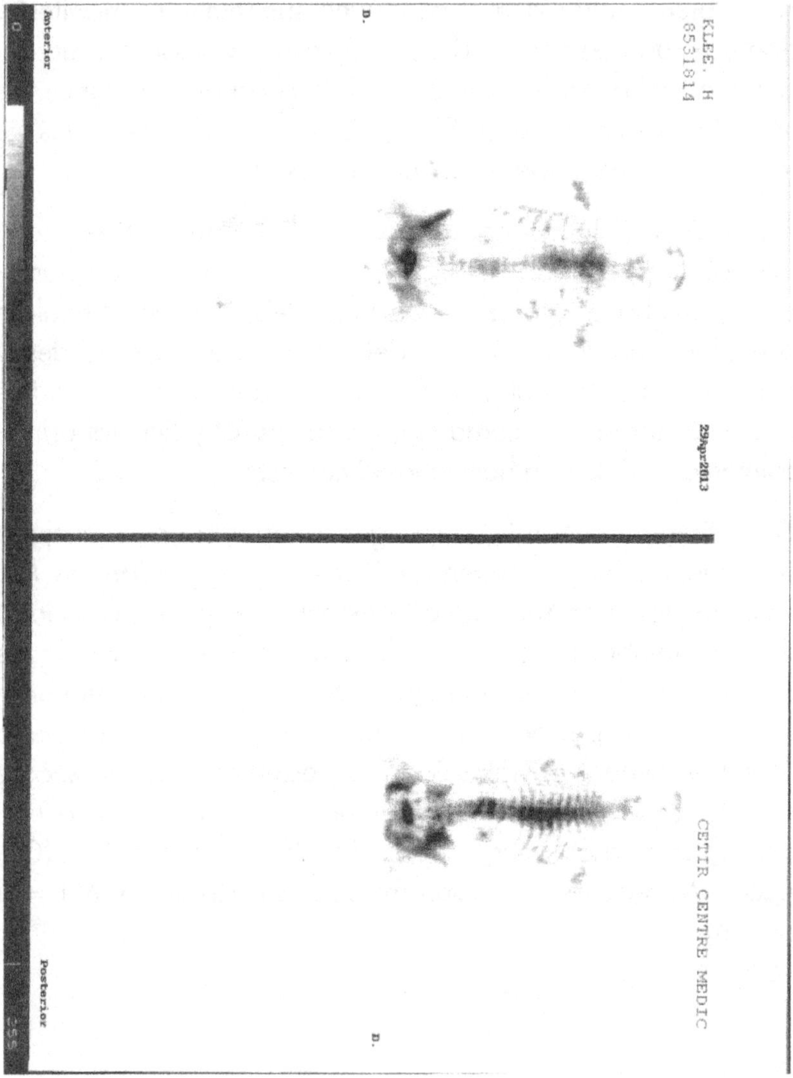

Un panorama muy difícil de asimilar, de entender como en pocos meses el cuerpo queda afectado por las células malignas.

Las primeras señales del cuerpo las recibí durante un viaje a la fiesta de la cerveza en Múnich a principios de octubre de 2008. Viajamos con toda la tranquilidad que requiere un viaje en avión de ida y vuelta en un día, ir a la fiesta, tomar una cerveza, dar una vuelta y a casa. Nos tocó un día nublado con algunas lloviznas. Con tanta gente nos tocó sentarnos en un banco fuera de la carpa. Nos tomamos una cerveza, por cierto rica, me gustó, pero no lo entendieron así mis riñones ni mi vía urinaria. Empecé a buscar los servicios para orinar, pero cada vez con más dificultad. Lo mismo en el aeropuerto, en el avión y en el aeropuerto de Barcelona. Intentando llegar lo más pronto a casa.

En casa con más calor la cosa se arreglaba hasta que se atascó la vía urinaria, tomaba más líquido y orinaba menos, pero con más dolor hasta que el dolor era insoportable. Entonces acudí de urgencias al Hospital de Bellvitge, donde me vaciaron la vesícula. Me mandaron a casa con la recomendación acudir al médico de cabecera para bolsas diuresis de sonda vesical. Con esta sonda y la bolsa anduve unas semanas. Como las molestias eran pocas seguí yendo a trabajar, vaciaba la bolsa en el servicio lo más discretamente posible.

II: Causas de la enfermedad

Ciertamente y con una gran probabilidad las causas genéticas tienen su influencia en el origen y en desarrollo de la enfermedad.

No obstante y no con menos influencia, quizás más de lo que pensamos, la alimentación tiene una considerable importancia, por lo menos en el desarrollo de la enfermedad, no sólo del cáncer en concreto.

Existen tantas normas para cumplir, desde locales hasta europeas, que son tantas y más para incumplir.

Todas las normas son exigencias mínimas, que el legislador cree que se deben cumplir, pero pocas veces se conoce su verdadero alcance o influencia en el tiempo sobre el organismo y la salud en el ser humano. De una u otra manera somos víctimas de experimentos de la industria alimentaria y de sus intereses.

Según el RAE: La genética es parte de la biología que trata de la herencia y de lo relacionado con ella.

Eso es, sufrimos ahora las consecuencias de una alimentación, incluido factores ambientales que influyen en la producción del alimento. Es parte de nuestra herencia que dejamos y transmitimos ahora al futuro, a nuestros hijos. El cuerpo, nuestro organismo se ha acostumbrado a procesos en la fabricación de alimentos, que son ideados en principio para protegernos contra una mala alimentación.

El resultado de esta política es que vivimos más años, pero transmitimos una herencia que se traduce en enfermedades como el cáncer donde una posible curación está lejos del daño causado por la alimentación.

Existen normas internacionales, como la ISO 22000 sobre seguridad alimentaria, poco implantadas y seguidas para alcanzar los mínimos exigidos sobre el proceso de fabricación desde la producción en el campo, elaboración, almacenaje y transporte hasta el punto de distribución. Por desgracia muchos fabricantes buscan el certificado para exhibirlo en la oficina o forma parte de su publicidad. Cumplir lo mínimo y nada más.

Esta es la herencia que dejamos a nuestros hijos. Manipulada en todos los sentidos hasta en la genética del producto. Tierras gastadas, sobrefertilizadas cuyas consecuencias a lo mejor las conoceremos dentro de más de 50 años o bien en 500 años.

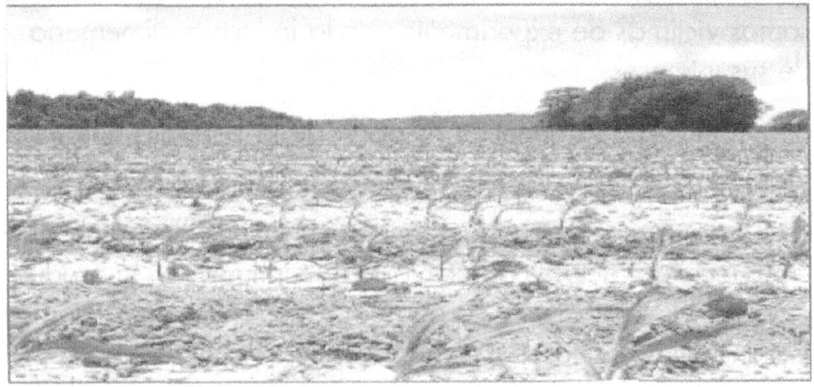

Sobreexplotadas por intereses económicos, no para paliar el hambre en el mundo.

La herencia es lo que la tierra, el hombre, sus plantas y sus animales aprenden a lo largo de años. Cada uno intenta adaptase a la nueva situación. Incluso la propia naturaleza se revela mediante fenómenos naturales que no son finalmente reacciones a manipulaciones humanas.

Quizás fue Darwin con su teoría de reproducción el descubridor del cáncer. Las células se ha reproducido y si se han copiado desde siempre, también las copias malas o defectuosas. Las sanas necesitan, como hoy se sabe la influencia desde el exterior. Curiosamente las sanas pueden convertirse en malas al reproducirse el gen malo o defectuoso. Simplemente una copia mala puede dejar morir la célula, pero esa mala, aparentemente muerta, sigue viviendo con la capacidad de distribuir las malas por metástasis. Las células malas no necesitan la ayuda exterior que precisan las sanas, simplemente viven o duermen para desapartar más tarde, después de años. Así intervienen permanentemente en la evolución.

III: Terapia de hormonas

Casi cumplidos los 65 años (2008), listo para la jubilación por edad, pedí una vista al médico de cabecera para un chequeo y un análisis general para ver en qué estado afronto la jubilación. Un análisis algo ampliado, uno que corresponde a un hombre de mi edad, incluyendo los valores de PSA, de la próstata, habitualmente no incluidos en un análisis ordinario.

El valor del PSA era el 16.10.2008 el 77,97 cundo se estima el valor correcto será del 0,5 al 4 ug/L.

El valor del PSA, aunque sea de cada dos a tres meses es un valor cuestionable como único valor.

Con el tratamiento hormonal desde agosto de 2009 hasta agosto de 2012 con Pencial 50 (1-0-0) y Eligard 45 semestral hasta hoy:

- el 24.8.2009 al 4,27,
- el 10.12.2009 al 1,14,
- el 23.4.2010 al 1,03
- para subir al 8,54 el 1.9.2010,
- el 4,54 el 10.3.2011,
- al 21,91 el 5.12.2011
- y el 10.5.2012 al 87,59.

Curiosamente los valores de 77,97 y 87,59 coinciden con la jubilación parcial al entrar en la prolongación de la vida laboral de los 65 años hasta la jubilación definitiva el 1.8.2011.

La pregunta que se me hago, es que el estrés aumenta el valor del PSA. Se sabe que el valor PSA es muy inestable, reacciona a cualquier cambio en el cuerpo, porque no al estrés, y más si está acompañado, en ésos días, de la presión sanguínea a más de 180 y valores de glucemia que llegaron a más de 420 y pérdida de peso en una semana de unos 5 kg. Todo esto producido por cabreos causados por tonterías en el último trabajo. Digo tonterías, porque soy realmente tonto cuando me preocupa la situación de la empresa a dos días de la jubilación definitiva y cuando es sabido desde el año 2008 que el "Staff" responsable hizo caso omiso de las advertencias y recomendaciones para salvar la empresa.

Aunque yo creo que el estrés en ciertas situaciones puede influir en los valores del PSA, oficialmente sólo influye en las siguientes situaciones:

- Infecciones en las vías urinarias
- Infección de Próstata
- Actividades deportivas antes del test (presión sobre la próstata)
- Aumento no maligno de la próstata, especialmente en hombres mayores
- y naturalmente el cáncer propio

A la vista constante de los valores la médico del CAP decidió mandarme al urólogo en Sant Feliu quien por su parte me envió al Hospital "El Broggi" en Sant Joan Despí.

Allí deciden, en el mes de Agosto, suspender la medicación para averiguar hasta qué punto sube el PSA. El 13.11.12 subió al 573,54 y el 19.12.2012 al valor de 595,31.

En principio existen dos tratamientos para la metástasis, el hormonal y la quimioterapia.

Desde el año 2008 hasta 2012, entiendo que el tratamiento hormonal fue demasiado largo, demasiado tiempo que facilitaba la extensión de las células cancerigenas.

El especialista en urología sabe, o debería saber, que un alto porcentaje de las células se hacen resistentes al tratamiento hormonal. Tomando este punto en cuenta creo que se podría haber actuado antes y enviarme al hospital.

El PSA es una proteína producida por las células de la próstata. El PSA representa el **A**ntígeno **P**rostático **E**specífico (PSA en sus siglas en inglés) y su valor está estadísticamente entre el 0,5 y 4 ug/L, no obstante para hombres entre 60 y 70 años se calcula que puede ser de 4,5 y menor de 6,5.

Aunque con los resultados del PSA no se puede diagnosticar el cáncer de próstata, con una biopsia sí. Esta biopsia se realizó el día 16.12.2008 con el siguiente resultado: Practicamos biopsia de ambos lóbulos prostáticos, tres pases en cada lóbulo, sin complicaciones inmediatas. Pauta de tratamiento antibiótico según protocolo.

El médico especialista anota el 3.6.2009 en mi ficha de paciente: gammagrafía ósea negativa, el TAC negativo, sigue con el tratamiento Eligard 45 y Pencial 50.

Tomando en cuenta que el cuerpo por sí mismo envía señales: dolor en la región de la próstata, dificultades de orinar, sangre en la orina y dolor del nervio ciático que señala ya metástasis en los huesos, es decir ya en una forma muy avanzada. ¿Puede haber un engaño por la constante toma de medicamentos, de Ibuprofeno primero, más tarde Pazital y Tramadol que han tapado el dolor? Seguramente que sí, hasta que en el mes de diciembre las pastillas ya no fueron capaces de ocultar el dolor, especialmente en la zona de ingle.

Los posibles métodos de prevención, en el sentido de descubrir la enfermedad lo antes posible, pueden ser:

- Examen digital rectal de la próstata (DRE-digital rectal examination)
- Determinar el antigen de la próstata (Valor PSA)
- Control del valor PSA durante un tiempo, si este aumenta realizar una biopsia.

Biopsia

Con toda esta información disponible por los profesionales con siete exámenes del PSA creo yo, como paciente, se podría haber actuado antes, o como mínimo mandarme al hospital que en general tiene más medios.

Siete exámenes también constituyen un factor de coste bastante alto.

El 30.5.2012 escriben entre otras impresiones: Aumento de la actividad del área periacetabular de la articulación coxofemoral izquierda, con geodas articulares asociadas y compatible con de una coxartropatia (...) que gammagraficamente es compatible con M1 ósea.

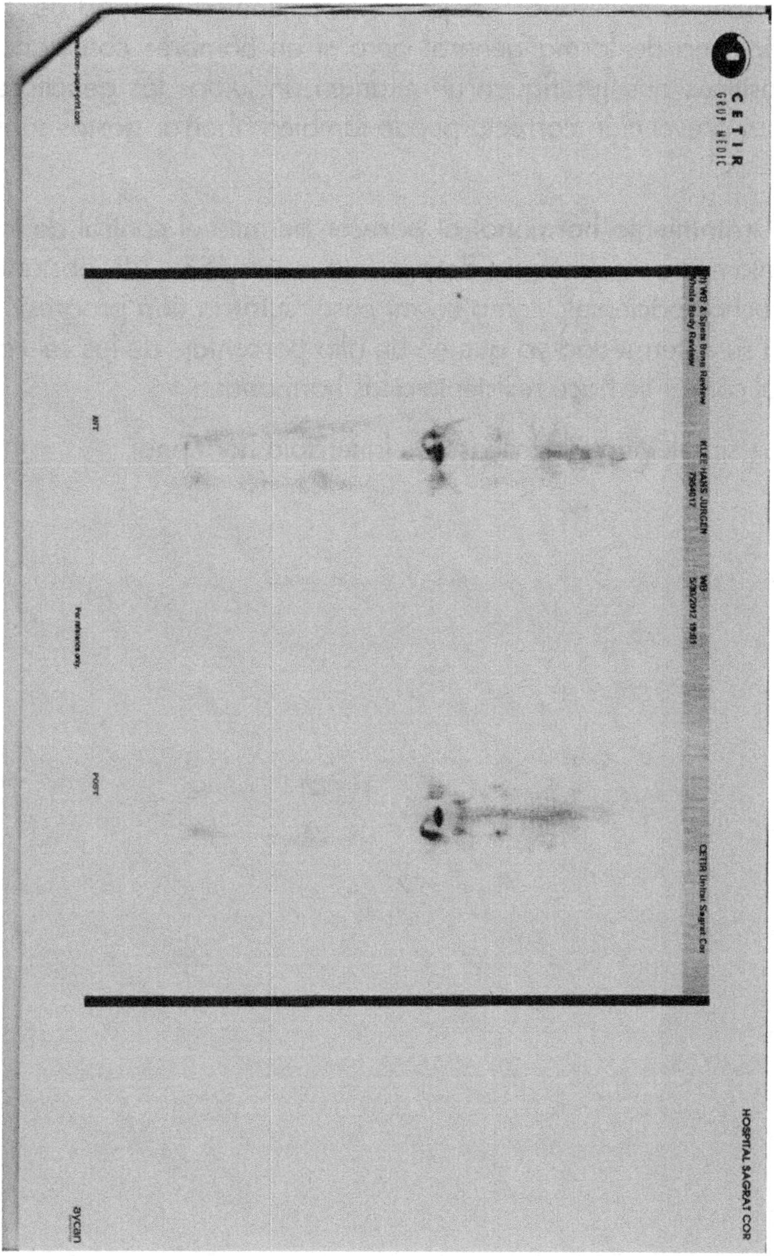
CETIR
GRUP MEDIC
Whole Body Review
ANT
POST
For reference only.
HOSPITAL SAGRAT COR
aycan

Quizás es necesario rebajar los exámenes a la edad de 45 años, no de forma general pero sí en hombres con signos positivos que justifiquen un examen, incluidos los genéticos. Una prevención correcta puede también ahorrar gastos sanitarios.

El tratamiento hormonal al parecer permite el control de los síntomas con el cáncer de próstata metastático. No obstante muchos pacientes, como en mi caso, sufrirán una progresión en su enfermedad ya que en un alto porcentaje de las células del cáncer se hace resistente a las hormonas.

Fue simplemente el fracaso de la terapia hormonal.

IV: Quimioterapia y Radioterapia

Vistos los resultados de los análisis del mes de diciembre y la gammagrafía ósea del 14.12.2012 el centro del grupo médico que realiza la gammagrafía tiene la siguiente impresión: Hallazgos compatibles con lesiones infiltrativas óseas de origen protástico y con signos de progresión evidente desde la última exploración efectuada en mayo pasado.

La primera visita al hospital de Sant Juan Despi Moisès Broggi para ser atendido por la doctora en oncología fue el 8.1.2013 y vista la importante afectación de hemipelvis derecha se empieza con la quimioterapia Docetaxel trisemanal con Prednisona, el día siguiente, el 9.1.2013, solicitando también radioterapia paliativa lo antes posible.

Considero esta visita, desde la vista del paciente, como un éxito, no sólo por la rápida reacción para empezar con el tratamiento, sino también de forma personal, las explicaciones sobre la enfermedad, lo que hay y en lo que nos enfrentamos en un futuro próximo. También estaba presente una enfermera la cual me aconseja e informa por si se presenta algún problema durante el tratamiento, e incluso me facilita un número de teléfono para casos de urgencia. Lo mismo se puede decir del personal que me atendió durante la quimioterapia y durante el tratamiento para los huesos, amables, atendiendo perfectamente su tarea, son profesionales.

Personalmente entiendo que un buen entendimiento en la primera visita es vital para futuras visitas, que, como mínimo son ocho meses. Son personas que saben escuchar, explicar y ordenar al paciente lo que éste debe hacer como tal.

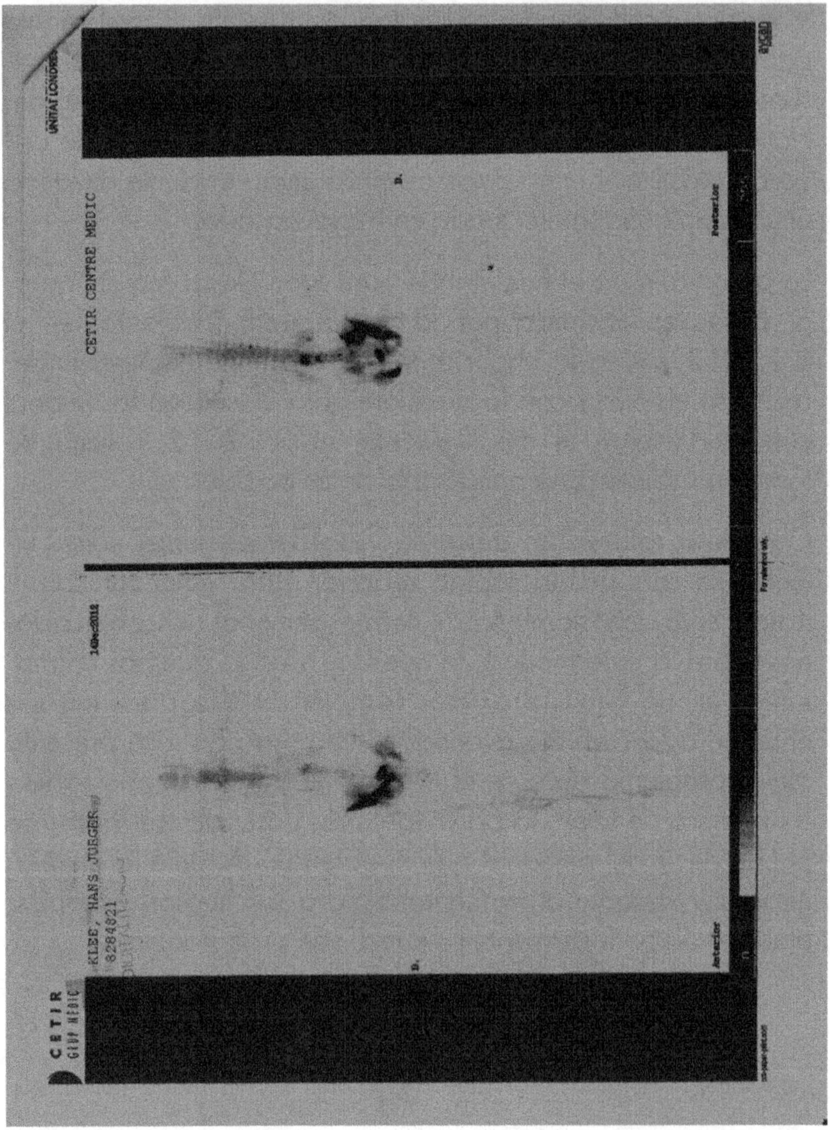

Las quimioterapias, consideradas de primera línea se realizaron el 9.1.13, el 11.2.13, el 8.3.13 y la última el 3.4.13

Los valores detectados partiendo del valor PSA del mes de diciembre 2012 de 595, un mes más tarde en 287 y finalmente subiendo al 367.

Esta subida fue suficiente para estudiar el cambio de la terapia, ya que la quimioterapia tradicional y actual había fracasado.

Realmente el cuerpo, en general lo toleraba bien pero no reaccionaba al tratamiento, aparte de la caída del pelo y vello de todo el cuerpo.

En el mes de abril aparecieron de repente, como por arte de magia, aftas, o bien llagas como se llama comúnmente, que realmente son un efecto secundario de la quimioterapia y radioterapia. El tratamiento recibido en el Hospital de Día fue eficaz y en pocos días desaparecieron las llagas.

Me hice con la crema dentífrica recomendada para el caso, crema bicarbonatada, que parece más adecuada que la normal, aunque después del lavado de dientes queda por unos minutos un poco de malestar en el estómago, la misma sensación que producen las pastillas.

Es el efecto de cómo trabaja realmente la quimioterapia, intenta erradicar las células cancerosas que se multiplican rápidamente pero al mismo tiempo daña las células sanas, las normales.

Durante el proceso de la quimioterapia se realizaron dos radioterapias paliativas, concretamente el 22.1.2013 y 22.2.2013.

También este tratamiento ha sido bien tolerado por mi cuerpo a excepción de la segunda sesión nada más salir de la sala de tratamiento el estómago empezaba a rebelarse. Llegamos a la cafetería, me senté y me levanté para llegar rápidamente al servicio para vomitar unas cuantas veces en menos de quince minutos. El viaje a casa no fue fácil, el estómago se rebelaba pero las ganas de vomitar cesaron a lo largo del día.

En la segunda sesión subían algo la posición encima de L3 y L4 y tocaban probablemente el estómago, las vértebras de lumbares.

No fue lo que esperábamos, ni yo como paciente, ni el equipo médico. Cada vez quedaba más patente, aunque sin expresarse claramente, que el intento con la quimioterapia había fracasado cuando se había ya diagnosticado una resistencia a la castración. (Tratamiento hormonal) Había que buscar otra solución, un tratamiento de segunda línea: Abiraterona.

Ningún tipo de estos tratamientos son "baratos" o "económicos". No es la cuestión. La cuestión es, si se debe aplicar, si el tratamiento es adecuado o no. Creo que en principio debería ser el paciente quien se beneficiase.

Como orientación una sesión de quimioterapia cuesta unos 4.200 € más costes hospitalarios, el tratamiento con Abieraterona cuesta unos 3.500 € por ciclo de 30 días, y las pastillas las toma el paciente en casa.

V: Abiraterona

Abiraterona es un tratamiento específico dentro de la quimioterapia destinado al tratamiento del cáncer de próstata metastático resistente a la castración en hombres adultos tras el fracaso de la quimioterapia. El informe de imagen del 30.5.2013 y posteriores señalan los daños en las zonas afectadas, principalmente pelvis y columna hasta el cuello.

Se debe entender la expresión, resistente a la castración, al tratamiento hormonal y no confundir con la castración quirúrgica y menos con la definición de la RAE: extirpar los órganos genitales.

Tras el fracaso de la hormonoterapia y la quimioterapia con Docetaxel surge la pregunta: ¿Qué hay que hacer? ¿Qué alternativa hay?

Allí entra un nuevo fármaco, reciente en el mercado según la ficha técnica. Un fármaco que abre la posibilidad de prolongar la supervivencia, estadísticamente, por unos meses y la causa de la muerte en alrededor de un 35%. La experiencia hasta el año 2013 con este fármaco es casi nula. Desconozco la decisión del equipo médico al tener la autorización del hospital para "probar" conmigo. Fue a partir del mes de mayo 2013 que me incorporé al tratamiento con Abiraterona fuera del hospital. Era el único paciente con este tratamiento en ése momento. El medicamento se despacha con receta hospitalaria. Después de la visita médica recibí una receta para buscarlo en la farmacia del hospital. La cantidad de pastillas exactas hasta la próxima visita al médico. Espacio de tiempo llamado ciclo, entre una visita al médico y la siguiente. La duración prevista del tratamiento es aproximadamente de ocho meses.

Como casi nunca leemos las informaciones, el prospecto, que acompaña las pastillas, había que prestar especial atención a la información sobre Zytiga (Abiraterona) que facilita el Hospital y cumplirlo a rajatabla, como por ejemplo, entre otras cosas:

- Si aparece fiebre de 38° y más
- Si aparecen edemas, hinchazón de rodillas y piernas
- Hipertensión

Hay que ir de urgencias al hospital.

En vista de que en el segundo ciclo con Abiraterona me creció otra vez el pelo tomé la decisión de no peinarme ni afeitarme hasta el fin de los ciclos, son ocho ciclos programados.

Desde el inicio del tratamiento con Airaterona tomo la siguiente medicación: Zytiga y Prednisona para el tratamiento de cáncer y Targin, clasificado como estupefaciente, para el dolor y ayudado por metamizol si en el caso el dolor excede de la capacidad de Targin.

Para cumplir con las indicaciones en la toma de Zytiga, dos horas antes sin comer y una hora después no comer. Empecé a tomar las 4 pastillas en una toma a las 7 h por la mañana, a las 8 horas Prednisona y Targin y Pantecta a las 10 h con el desayuno.

En la visita del 25.9.2013 la médico decidió suspender el tratamiento con Abiraterona por sospechar que las células ya no responden y se han hecho resistentes al medicamento.

Tras una semana de suspender el tratamiento parece que el cuerpo quiere recuperar su estado anterior, por cuanto tiempo no lo sé, quizás un año o tres o cinco años, o nunca.

VI: El dolor

Siendo el cáncer una enfermedad silenciosa, no se hace notar en ningún momento. Con una parte del cuerpo ya afectada, el cuerpo reacciona y en la mayoría de los casos con dolor como concretamente en los casos de próstata. Primero en la ingle derecha o izquierda según la afección, más tarde la zona lumbar, subiendo a la espalda hasta el cuello y las costillas.

La enfermedad misma y el tratamiento llegan a desgastar todo el cuerpo, parece que los músculos desaparecen lentamente hasta que uno se siente sin fuerza alguna. Quizás está ya configurado el tratamiento con las pastillas de tal forma que el cuerpo dedica toda la energía a mantenerse lo más "vivo" posible y no quedan fuerzas ningunas para los movimientos mínimos, para llevar a cabo una vida sin grandes esfuerzos. Todo ocurre entre la cama, el sofá, algunos pasos en la vivienda o en la terraza y comer, si se puede. No he encontrado ningún folleto que advierta de tal situación.

Aunque el primer esfuerzo del médico es combatir el dolor mediante medicación como Tramadol y Metamizol (1 cada 8 horas) durante la etapa de quimioterapia, hay otro fenómeno que influye en la necesidad de combatir el dolor. Es más que conocido que gran parte de la población sufre las influencias de la meteorología, cada uno a su manera y distinto.

La influencia del tiempo, como la presión atmosférica, el viento, las borrascas y anticiclones, el frío, el calor, la temperatura, la humedad y las precipitaciones en forma de lluvia y nieve son algunos factores que influyen en personas aparentemente sanas. Sin tomar en cuenta el polvo y las partículas ambientales.

¿Cómo no va a tener influencia el tiempo en las personas en tratamiento de quimioterapia de cualquier tipo? El cuerpo está desgastado, casi sin masa muscular, malestar y cansancio, y con anemia producida por el tratamiento entre otras molestias. Aunque el cambio del tiempo no produce una enfermedad, un cuerpo medio abatido por el tratamiento sufre mucho más cualquier cambio atmosférico.

Al parecer, y así lo he sentido, cada pastilla tiene su función para combatir un determinado dolor. El dolor es difícil de determinar y más de describir. En general nos duele todo y en cualquier zona del cuerpo.

El principio activo de las pastillas es bueno para el médico, quizás para la industria y el ministerio, pero no para el paciente que debe tragarse toda la pastilla, el principio activo y el envoltorio, (la capa exterior).

No obstante si empieza un dolor primero ligero después cada vez más agudo en la zona de ingle, seguramente es procedente de los daños producidos por el cáncer con metástasis desde la zona pélvica. En mi caso, desde la zona pélvica derecha, se puede definir como central de dolor desde donde se expande en principio hacía arriba, a la zona lumbar hasta el cuello. Siempre empieza el dolor en la "central" y después en otras zonas más o menos definidas.

Para aprender de determinar el dolor y localizarlo, en primer lugar para uno mismo, y no menos importante en segundo lugar para explicarle al médico, hay que observar qué me pasa, qué siento y dónde. Recomiendo, yo lo hice desde la primera quimioterapia, anotar las dolencias en una "hoja de dolor". Con toda la información que envía el cuerpo. Muchas cosas las olvidamos por exceso de información y en la próxima visita al médico sólo explicamos lo reciente o lo que creemos que es importante. De ése modo filtramos información que puede serle al médico de vital importancia para determinar o ajustar el tratamiento.

Hans Jürgen Klee Mes: Diciembre Año 2013

Diagnostico: Próstata, Metastasis hueso zona cadera, espalda **MUESTRA**

Medicación actual (a partir 23.10.13)

Zytiga suspendida desde el 28.9.2013

Prednisona 1,1-, Pantecta1--, MST 10 1-1, Metamizol según, Abstral solo urgente, Lactulosa -1-, Suplemento alimentaria, Meritene, leche en polvo

Medico Dra./Dr **Enfermera** CAP

At. Domicilio

Día	Presión sanguínea		Pulso	Azúcar	Peso	Temp	Vientre	Vomitos	Piernas	
1										
2										
3										
4										
5										
6										
7										
8										
9										
10										
11										
12										
13										
14										
15										
16										
17										
18										
19										
20										
21										
22										
23										
24										
25										
26										
27										
28										
29										
30										
31										

Dolor fuera de lo normal

distinto de lo normal

Fecha

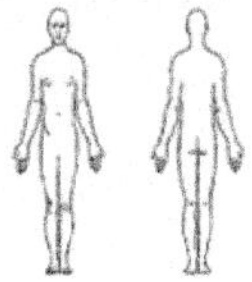

Dolor fuera de lo normal

distinto de lo normal

Fecha

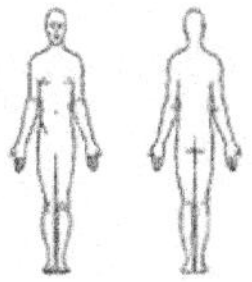

Dolor fuera de lo normal

distinto de lo normal

Fecha

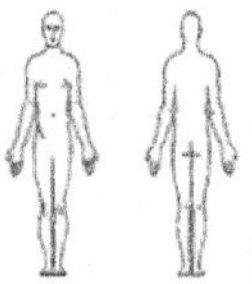

Notas:

El dolor en sí no es medible, pero sí cuantificable en valores de 1 al 10. Todos somos diferentes al sentir el dolor. Las señales que envía el cuerpo en forma de dolor no son un castigo, son simplemente señales de que algo va mal en nuestro cuerpo. El problema es cómo interpretarlo y tomar las decisiones correctas.

¿A quién engañas, a ti mismo o al médico? Si te pregunta al entrar en la vista ¿Cómo estás? La respuesta siempre es: ¡Bien!, o en todo caso la respuesta es: ¡Más o menos! Bien estás porque toda la medicación contra el dolor te hace sentir bien, realmente ocultas la verdad, ya no sabes dónde te duele. El tratamiento contra el dolor es correcto y gracias que existe, pero ya no puedes decir al médico qué te duele, ni cuando, ni dónde.

En general aumenta el dolor por la tarde o por la noche porque el cuerpo baja el umbral de percepción del dolor, es decir sentimos más el dolor que durante el día.

Esto lo he constatado, una vez se empieza con la morfina se debe seguir con la morfina si el tratamiento lo requiere. No vale intentar con otra medicina, ni crema para rebajar el dolor.

Hay fechas más o menos coincidentes dentro del ciclo de un mes donde aparece por unos días más dolor. Detectado en el segundo y tercer ciclo. En el cuatro ciclo a partir del día 12, pero esta vez un dolor distinto que al contrario de los ciclos anteriores, baja desde la ingle hasta las extremidades inferiores en lugar de subir desde la ingle hasta las costillas superiores. Parece que el cuerpo quiere cambiar algo.

El día 13.9.13 fui al hospital para hablar con la enfermera y explicarle mi situación: dolor de cabeza muy ligeramente durante el día y ligeros mareos y dolor desde la ingle hacia las extremidades de abajo. Ella habló con la médico y al día siguiente me comunicó que debería esperar algunos días por si el dolor de cabeza desapareciera por sí sólo, por si los dolores fueran por causa del tiempo. El día 16 hablo otra vez con la enfermera confirmando que el dolor de la cabeza no desaparece. Estos días intento combatir el nuevo dolor con una pastilla de Dolmen y una de Metamizol para este dolor adicional, el cual, desde mi punto de vista, es parecido a un dolor gripal y algo de dolor de lumbago distinto al dolor actual de los huesos. Curiosamente a partir de las 17 h a 18 h el dolor se hace más presente en la cabeza y siempre partiendo desde la central de dolor, la ingle derecha.

El día 17 me comunican que han solicitado un TAC de la cabeza de forma urgente para descartar que la metástasis haya avanzado hacia la cabeza. Mientras el resto del tratamiento sigue igual ya que el dolor "normal" está controlado.

En el último informe, del 26.7.2013 de gammagrafía ósea, se habla de una reducción de la actividad cancerígena, eso quiere decir que no hay actividad pero las células malignas están ahí, como antes. No retrocede su presencia. Como el centro de dolor en la ingle está activo, centro desde donde empezó todo, puede ser que las células malignas se hayan buscado otro campo de actividad, los huesos de las extremidades inferiores o la cabeza. Durante estos días no había cambiado la temperatura corporal que se situaba como siempre entre 35 y 36° y la presión arterial estaba también como siempre entre los 140/75 y 160/80.

Después de la suspensión del tratamiento con Zytiga el dolor sigue siendo el mismo. Parece que son dos tramos de dolor, el del principio —la columna— y ahora los huesos largos, las extremidades superiores e inferiores. En el primer tramo funcionó el Targin, que curiosamente no entra en la zona segunda para combatir el dolor, siendo la misma causa el cáncer con metástasis en los huesos. Para combatir el dolor del segundo tramo utilizo metamizol y según la intensidad del dolor de 1 a 3 ampollas diarias estando ya en casa.

Una semana antes de acabar el cuatro ciclo soñé que me quitaban el tratamiento actual, por la causas que sean, quizás por el recorte sanitario, que en mi opinión no lo han hecho con cerebro, en el supuesto caso de que un político lo tenga, sino buscando la vía más fácil, lo cómodo.

El 9 y 10.11.13 ya en casa[2] y atendido por el sistema PADES, el servicio a domicilio, se estableció aumentar la dosis

---

[2] Nota posterior: Hans de repente había dejado de comer, no podía tragar y lo poco lo vomitaba, y perdió mucho peso (se explica en siguiente capítulo). Fue ingresado de urgencias en el Hospital para como él lo definió "una puesta a punto". La "puesta a punto" consistió en estabilizar el cuerpo, alimentarlo y transfusiones de sangre, y sobre todo control del dolor. La realidad es que el cuerpo ya no resistía más y la esperanza de vida prevista era muy corta, apenas 2 semanas. Aunque duro, esto permitió a la familia prepararse para lo peor. Esta estancia es la referida en la portada con el número 4. (9/10/2013-23/10/2013)
Afortunadamente Hans se recuperó milagrosamente, y gracias al nutricionista y a las sesiones de rehabilitación (ganar musculatura) se pudo ir a casa. Hasta mucho más tarde Hans no fué consciente de la gravedad real. Se inició por parte de los médicos, el sistema PADES y la familia una feroz lucha por la calidad de vida, sabiendo ya el cercano resultado final.

de metaformina (MST continuos) de 10 mg a 15 mg. Acostumbrado a la toma en el hospital a la dosis de metaformina de 10 mg no parecía un hecho a mencionar. Algunos días antes aumentaban la toma de la dosis urgente en metaformina (Abstral-fentanilo), tomado de forma sublingual reacciona en unos 15 / 20 min., para disminuir el dolor por unas dos horas. La doctora decidió dar el visto bueno al aumento de la dosis de una pastilla de 10 a una pastilla de 15.

En principio se toma la pastilla como una de las demás pastillas y dentro de un tiempo empieza a reaccionar, pero no fue así. Tomando la primera pastilla de 15 a las 20:00 horas, en pocos minutos empezó el dolor en todo el cuerpo y fue aumentando. Al final conseguí dormirme pero al despertarme persistía el dolor. Tomé la segunda pastilla por la mañana a las 8:00 horas y el dolor permaneció todo el domingo. El domingo de noche y por mi cuenta tomé la pastilla de 10 mg y todo volvió a su estado normal.

El lunes consulte a la enfermera qué tenía que hacer. Ella me confirmó que el aumento de la dosis no debería producir estos efectos y debería volver a tomar la dosis de 15mg. Así lo hice el lunes por la noche. Esta vez acompañado con una dosis de urgencias (Abstal).

Sorprendentemente el fenómeno del aumento de dolor apareció nuevamente, esta vez reducido por el efecto de la pastilla de urgencias.

Parecía que los componentes de la pastilla revisaban milímetro por milímetro el cuerpo en busca de dolor para eliminarlo. Era un escaneo a conciencia. Duraba unas 3 horas hasta que remetía el dolor poco a poco.

El siguiente día la médico decidió reducir provisionalmente por unos días la dosis a 10mg.

No hay explicación ninguna del por qué el cuerpo reaccionaba de tal manera y tan violentamente a la pastilla de 15mg.

Por experiencia se sabe que el aumento de la dosis provoca más estreñimiento, más cansancio. Ésas son todas las reacciones conocidas.

Una teoría sobre por qué ha fracasado el aumento de la dosis diaria de la pastilla continua de 10 a 15mg, es que los componentes tanto en el envoltorio como en la sustancia principal son distintos. El cuerpo tolera la cantidad de las sustancias de 10mg pero no la de 15mg. Quedamos a un rechazo a la inversa, aumenta el dolor y no disminuye como se esperaba.

Otra posibilidad es que el cuerpo demuestra resistencia a algún ingrediente, similar a la resistencia a las hormonas, a la quimioterapia y Abiraterona.

<u>Resumen de dolor hasta 30 días después de la salida del hospital</u>

Tomando morfina de 10mg como prevención de dolor y con ayuda de Abstral para combatir los dolores puntuales llego a la siguiente conclusión:

La base de 10mg es suficiente si el tiempo es estable y no hay cambios atmosféricos. Cada vez que cambia el tiempo el consumo de Abstral es mayor. Así los días 28 y 29 de octubre, que inicialmente pretendía combatir el dolor con algún tipo de Iboprufeno, fue un fracaso total.

Más tarde y con un impacto total en el cuerpo, mejor dicho en los huesos, los días 15.11. Al 19.11. Consumí hasta 5 dosis de Abstral (100 microg) y el día 17 un total de 7 dosis extra.

Para los días 27.11 en adelante se anuncia un cambio de tiempo al que los huesos responden con dolor.

Los huesos, las células y el tejido ya debilitados por la enfermedad responden ya hasta 24 horas antes al fenómeno atmosférico. Es decir, responden al movimiento de las masas de aire que se forman antes de tormentas y movimientos de masas de aire caliente y frío. Las ondas electromagnéticas producidas por estos movimientos entran en el cuerpo, en los huesos debilitados y producen el dolor. No existe protección a estas ondas.

Estadísticamente se ve la toma de dosis de Abstral así: en 30 días he tomado 104 dosis (de 100 microg) que son casi 3,5 dosis por día. Este valor no tiene sentido práctico porque el dolor no entiende de estadísticas, pero puede ser un valor para tomar en cuenta si hay que subir de 10mg a 15 o 20mg (MST) si tomamos en cuenta que estamos ante el invierno y los cambios de tiempo son constantes por lo menos hasta el mes de marzo.

Unos días más tarde, a finales de noviembre, llego otro frente, cielos claros nubes altas, que se dejaban notar al menos de 12 horas antes. Estos días los acabo con 8 dosis. Se ha demostrado que el dolor empieza casi siempre por la tarde y hay que combatirlo cada hora, tomando una dosis, si no es posible soportar el dolor.

El día 2.12 me visitó el PADES, asistencia para mayores, y quedamos en aumentar la dosis de 10mg a 20mg. Es decir a las 8h tomo 2 unidades de 10mg y a las 20h igualmente 2 unidades de 10mg. La dosis de rescate, o de urgencias, consistente en una pastilla de 100microg, son ahora 2 unidades sublinguales.

Acordamos hablar el día 5 para comentar el resultado, esperando que den la aprobación.

El cambio de las pastillas de 10 a 20mg (MST) tuvo éxito. El dolor desapareció y el consumo de la dosis de rescate se limitó a una única toma entre las 19h y las 22 horas, que eran las más idóneas, porque en estas horas baja el umbral de dolor y el efecto sobre el cuerpo en general es muy relajante.

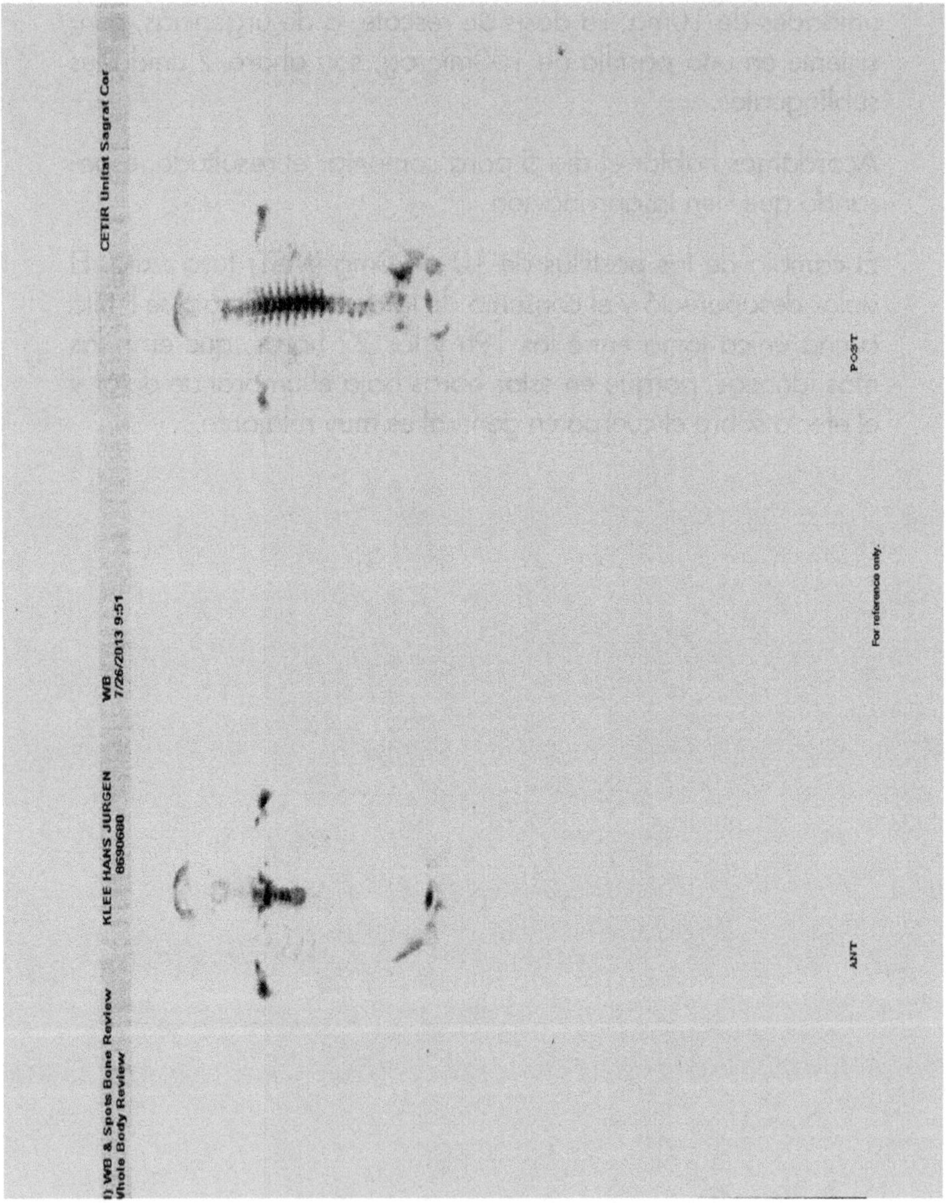
I) WB & Spots Bone Review
Whole Body Review
KLEE HANS JURGEN
8690680
WB
7/26/2013 9:51
CETIR Unitat Sagrat Cor
ANT
For reference only.
POST

VII: La comidas trituradas

La comida realmente es un problema. Desde el primer día de la quimioterapia, pude comer pero el gusto había desaparecido totalmente. Sé perfectamente que todavía tengo suerte ya que mucha gente no puede comer nada. El sabor de la comida había desaparecido y el tratamiento hizo el resto, cerrar el estómago, la sensación es de que algo tapa la entrada al estómago pero hay que comer. Sólo como con los ojos. Si la comida tiene buena pinta la como. Más bien aparece que es instinto de pura supervivencia y lucho por comer lo que sea.

Lo cierto es, que el tratamiento, tanto el tratamiento de quimioterapia y la quimioterapia paliativa con Acetato de Abiraterona, Zytiga, como otros para el dolor, son pastillas con efecto retardado. De hecho tomas las 24h del día medicamentos y así lo siente el estómago. Es conveniente, y lo he comprobado desde el primer día, comer lo más posible en las tres comidas diarias y entre las comidas frutas de cualquier clase, eso sí, sin planificar, cualquier hora o minuto es bueno. También es posible tomar una infusión de jengibre en pequeños sorbitos durante el día. Un pequeño trozo de dos centímetros de la raíz de jengibre hirviendo unos minutos en agua ayuda bastante a combatir la mala sensación del estómago producida por las pastillas y la quimioterapia. Cualquier tipo de sopa antes de comer produce el mismo efecto, parece el malestar queda "tapado".

Desde que empecé el tratamiento en el mes de enero 2013 no me atrevo a comer en ningún restaurante. A lo mejor es el miedo de no poder comer a causa de este malestar constante del estómago.

Comer sin ganas se convierte en un ejercicio de obligación., pero también la lucha contra la enfermedad, la superación de mí mismo en cada comida.

Sea como sea una pausa de treinta minutos después de comer y de tomar las pastillas, es una buena idea. Parece que el cuerpo lo agradece y se relaja.

Pesaba en el año 2008 sobre unos 85/86 Kg. En septiembre 2013 peso unos 76 kilos y si nos fiamos de los datos para el peso ideal, estoy ya dentro de los límites recomendados que será de 79 Kg. El cerca de mínimo 58 Kg. Espero no alcanzar el "peso ideal" de 70 Kg.

Después de suspender el tratamiento con Zytiga el estómago se hace más sensible. No existe ya el permanente malestar sino que se cierra ante cualquier comida sólida y aparece un nudo en la garganta. En estos días intento comer sólo sopa, fruta, avena y müesli con leche.

La lucha al parecer también está en el asunto de comida. Una alimentación, como se dice, sana y equilibrada, es fundamental para la recuperación en general, facilitando al cuerpo la fabricación de glóbulos rojos pero con la probable desventaja de que el sistema destructivo de los glóbulos rojos se aproveche también.

¿Siempre gana el más fuerte?

Hasta hoy, y a saber en el futuro, gracias a la cocinera de mi casa, mi mujer, que hasta hoy ha sabido mantenerme en pie.

Dar a un cuerpo alimento, no sirve únicamente para mantener el organismo vivo, de hecho, la analítica salió basta bien, los glóbulos rojos no cayeron en picado y todo esto sabiendo que hay una tercera parte que también se aprovecha de la comida y sigue vivo. Suficiente para vivir para reproducirse. Me refiero a las células malas.

Mucho hay que tomar en cuenta el estreñimiento. En el hospital ya te vigilan. En casa debes hacerlo tú. Bien acordarte cuando fue la última vez o incluir en la lista de los datos que debes vigilar, como peso, temperatura corporal, azúcar, tomas de morfina de rescate, etc. De no hacerlo regularmente los medicamentos y especialmente la morfina endurecen las heces tanto que el tratamiento contra el estreñimiento produce escaso efecto y por si fuera poco lo que ya tiene uno encima, además andas todo el día con bastante mal cuerpo. No sólo son los gases. El intestino te pide ir al baño, pero por más que te esfuerces parece que sólo quieren salir piedras y encima cuadradas. Para mí tiene tanta importancia como el beber y el comer.

Al cambiar las pastillas continuas, cada 12 horas, de 10mg a 2 de 10mg (total 20mg) el estreñimiento se duplica también. Es cada día más necesario tomar lo recetado contra el estreñimiento.

VIII: La Anemia

El cuerpo humano, lleno de vida, fabrica por si solo suficientes números placas rojos para oxigenar todo el cuerpo

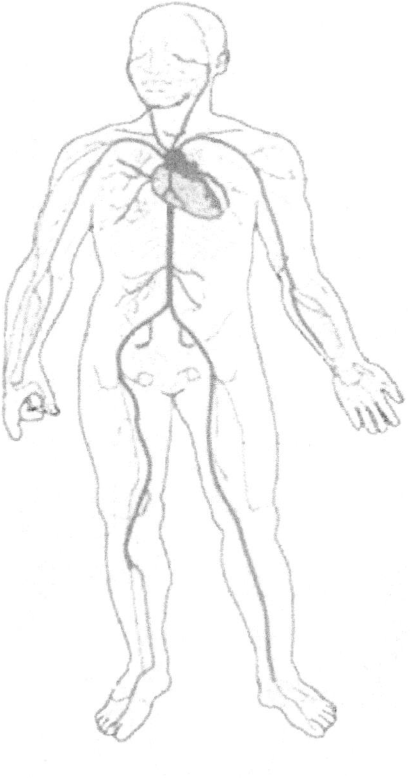

La enfermedad misma junto con el tratamiento disminuye la fabricación de los números de placas rojas y pone todo el sistema en peligro.

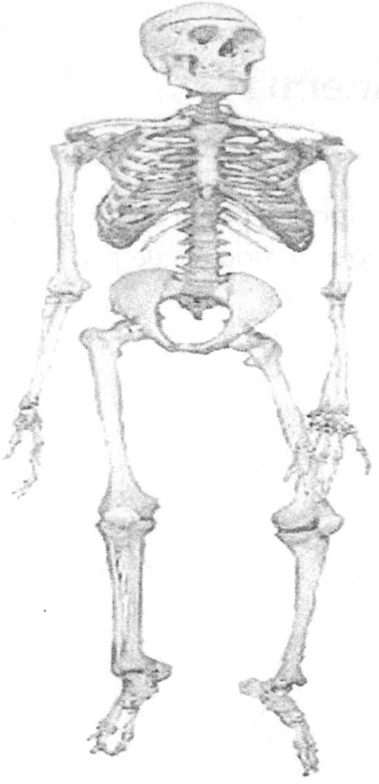

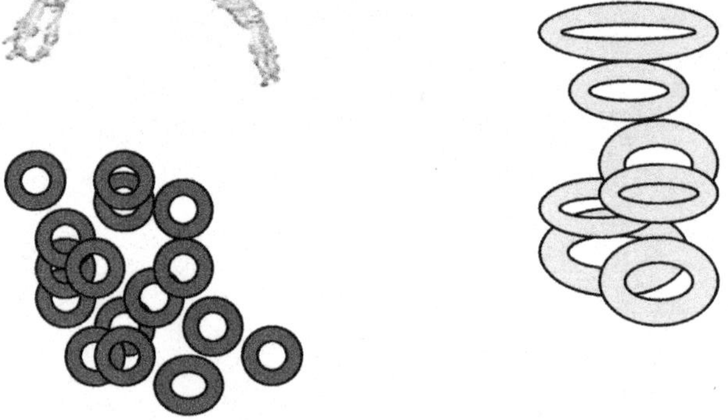

Las células sanas se transforman en células irregulares y defectuosas.

La causa de la anemia es tanto la enfermedad del cáncer por sí sola y los tratamientos, como la quimioterapia en general además de otros tratamientos como el acetato de Abiraterona y otras pastillas empleadas para combatir la enfermedad.

No sólo se combate la enfermedad y se intenta destruir a las células malas sino que se destruye también las células buenas.

La anemia se produce cuando las células rojas de la sangre disminuyen.

Las células rojas, nombrado así por su color, la hemoglobina, tiene la función de transportar oxígeno a todas las células de nuestro organismo. La falta de las células rojas en la sangre produce por la fata de oxigenación de la sangre, fatiga, cansancio, falta de fuerza, vértigos y palpitaciones.

Si la producción por parte del cuerpo es baja y se producen células de mala calidad, incapaces de transportar suficiente oxígeno a las células y las consecuencias tardan poco en llegar.

No es una anemia por mala alimentación, que se puede corregir con una alimentación adecuada y variada, en el caso de cáncer la problemática es mucho más grave y no siempre clara.

Los sobres y batidos recomendados no son medicamentos y por lo tanto no puede haber pautas concretas. Debemos hacer caso al nutricionista.

Es un alimento en que sólo el fabricante certifica el contenido en vitaminas, minerales, etc. La prevención para combatir la anemia es inútil. Un cuerpo sano no lo necesita. Una "guerra" preventiva causa sólo más destrucción.

Si la propia enfermedad con su tratamiento son las causas de la anemia, poco o nada se puede hacer con una alimentación adecuada y equilibrada.

Siendo este tema poco claro en su interpretación y aplicación se opta por una alimentación complementaria, hípercalórica que debería ayudar a restablecer el sistema dañado.

Así optaron en el hospital (octubre 2013), desde el 1er día, aparte de la comida normal (en mi caso todo triturado por la dificultada de tragar la comida) facilitarme una botella de 400ml de este suplemento alimentario, además de yogurt con miel o mermelada y nueces.

El día 16.10.13 me realizaron una transfusión de sangre, en realidad es una transfusión de plaquetas rojas, para llegar a un nivel que se considera normal o adecuado en mis circunstancias.

Se considera adecuada la cantidad de hemoglobina en la sangre de 130–170 g/l. Los últimos datos de los análisis registraron valores de 95 y bajando. Llegado a un punto de 85 la transfusión era inevitable. Dos bolsas de hemoglobina que tardaron casi 5 horas en ser transferidas a mis venas.

El estado general mejoraba en los próximos días. La analítica confirma el éxito de la transfusión.

La pregunta que se puede hacer en este momento es ¿cuánto tiempo dura la buena situación, quien es más fuerte, la enfermedad o la capacidad de cuerpo de regenerar nuevas plaquetas rojas, ayudado en esta ocasión con la alimentación suplementaria?. En este contexto parecer tener sentido ayudar al cuerpo con una alimentación extraordinaria.

Saliendo del hospital seguí las instrucciones dadas por la nutricionista de complementar la comida normal con batidos y polvos disueltos en leche. Hasta cuándo, no se sabe. La próxima analítica y las que se realizarán en el futuro, revelarán el secreto de quién ganará la partida...

Recuentro de las células, antes de la transfusión 82

El 16.10.13 la 1ª transfusión:

A 14 días analítica en casa 93

A 30 días en el hospital 98

El 18. 12.13 analítica hospital 84

El 20.12.13 la 2ª transfusión (II Capitulo)

IX: Post Abiraterona (resumen)

Visita médica el 25.9. Se repasa lo que hay en el momento.

Gammagrafia ósea 26.9.2013.

No apreciamos cambios evolutivos. Continuamos apreciando un patrón de M1 óseas politópicas, con una distribución medular, y en especial afectación de huesos largos de extremidades superiores e inferiores.

Exploración que no muestra cambios evolutivos. Patrón de enfermedad ósea metastásica de distribución medular.

La gammagrafía hecha a las 16h probablemente ha sido la causa de un ataque de dolor pasadas las 24h en todo el esqueleto, con puntos de dolor repartidos por todo el cuerpo sobre de los huesos, incluso sobre las manos.

Targin a las 20 h y Metamizol a las 21 h.

TC Abdominio pelvis con contraste 4.10.13.

TAC 20.9.13 correcto nada afectado en el cerebro a excepción que ya se detecta en el hueso del cráneo.

Nueva análisis 9.10 y visita.

El día 21.9.13 empecé el ciclo quinto con Zytiga, el Acetato de Abiraterona, contando con los resultados del análisis del mismo día con especial atención a la anemia, el resultado del TAC de la cabeza realizado el día 20.9 y la opinión de la médico en todo esto.

Una curiosidad es que el dolor nuevo y distinto sólo aparece en las zonas hasta ahora consideradas no afectadas, la cabeza y las piernas.

Targin en sí no es capaz de quitar este nuevo dolor. Al parecer es muy específico para el tratamiento de metástasis. Por otra parte el Metamizol quita el dolor, pero no el dolor de la cabeza.

Se suspende la Abiraterona hasta el día 9.10.2013, puede que ya no sea efectiva, ¿otro fracaso?

Última toma de Zytiga día 28.9.13

El día 28 después de tomar Metamizol a las 21h el dolor se centraba en las piernas y no se aliviaba hasta 1h después, la reacción de metamizol tardó casi 4 horas, el medicamento no es capaz de reaccionar a este dolor diferente.

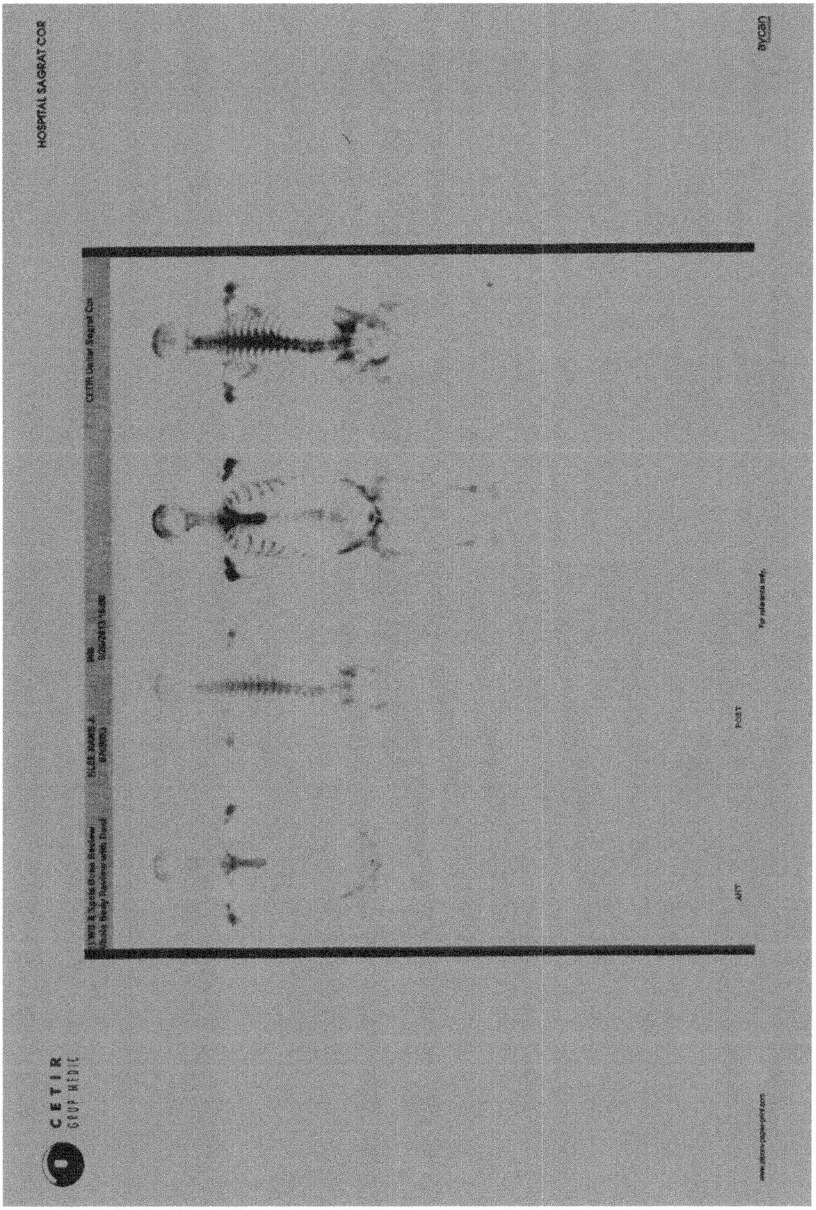
HOSPITAL SAGRAT COR
CETIR
GRUP MEDIC
ANT
POST

X: El Hospital

Aparte una pequeña estancia de 4 días en un hospital por una hernia, conocía la estancia en hospitales sólo por la experiencia de familiares con sus pros y contras.

En este caso, vivido por propia experiencia, sólo puedo agradecer la atención prestada y en general el buen funcionamiento del hospital. Agradecimiento a un hospital público donde en un año, realmente ya son algunos años, sólo se oye en la prensa y en la calle críticas al sistema sanitario. Difícil para quienes deben soportar decisiones políticas poco o nada afortunadas en la aplicación de medidas, muchas veces tomadas sin la intervención del cerebro.

Los profesionales se quedan porque es su trabajo mientras los políticos se van sin sufrir las consecuencias de sus decisiones.

Ingreso el día 9.10.13 en el hospital. Este día estaba ya prevista un vista programada con la médico. Me presento, no en muy buen estado, a la extracción de sangre para su analítica.

Allí mismo pido a la enfermera que miren si se puede adelantar la vista a la médico prevista para dentro de unas dos horas. Me pidieron que me sentase en una silla del hospital de día diciéndome que avisarán en seguida la enfermera.

No esperé mucho sentado en la silla, unos diez minutos. Me ayudaron a caminar hacia la próxima cama para tumbarme. No sé cuánto tiempo pasó, pero me pareció poco, cuando se presentó la doctora, y dado mi estado y tomando en cuenta las analíticas anteriores, en especial a los valores de la anemia, me comunicaron que me debía quedar en el hospital. De hecho ya habían ordenado el ingreso. Sólo faltaba por asignar la cama.

La salida del hospital fue el 23.10.13.

El último día considerado muy grave, se dudaba mucho de la recuperación. ¿Era una sobrevivencia?

¿Quién sobrevive?

Enviado: miércoles, 23 de octubre de 2013 19:11
Asunto: Gracias
desde la cama 155

Gracias por la atención personal y medica prestada. Tanto en oncología y hospital de día, ambas a visitar todavía en el futuro,fisioterapeuta y en especial en planta desde el día 9 de este mes.
He encontrado atención, gran profesionaldad, entrega y lo mas importante amor a la profesión en este hospital.
Todas circunstancias positivas entre si y acumulativas que nunca se pueden desarrollar en un régimen empresarial distinto al publicó por razones económicas, laborales, jurídicas y la obligación de crear beneficio.
Saludos Hans

[3] Mail enviado a la dirección del hospital por parte de Hans agradeciendo la atención.

XI: ¿Y ahora qué?

Ha llegado el día de salida del Hospital (23.10.2013). Sales de un entorno donde estás protegido las 24 horas. ¿Qué más se puede pedir?

No he salido de una enfermedad que se ha tratado y curado, ni de un accidente con roturas de huesos, ni siquiera de un trasplante. Simplemente estoy apto para vivir, como ya se verá, pero sin tratamiento para mejorar la situación, únicamente conectada a la esperanza. La situación es diferente. Eres apto para seguir viviendo. Nada más. Ya es demasiado en mí estado. En los últimos días en el hospital la doctora se expresó así: "no esperábamos haber conseguido sacarte adelante tan rápido, comparado con tu estado del día 9, día de ingreso en el hospital[4]".

Quizás uno no es consciente de su propia situación.

Si sales, la situación se asemeja a la experimentada cada año en la vida laboral. Cada año una revisión médica con el resultado: Apto. Apto para trabajar. En este caso podemos decir: Apto para seguir viviendo.

---

4 Nota posterior: El propio día 9 se comunicó a la familia la previsión de inminente fallecimiento de Hans por su mal estado. Esperanza de vida, apenas un par de semanas. No se esperaba sacarlo adelante tan rápido,... no se esperaba sacarlo adelante.

En los primeros días, aunque protegido por la familia, se extraña la protección del 100% del hospital las 24h.

Entraba en un conflicto con mi enfermedad y mi mente. La mente no aceptaba la enfermedad, a la incapacidad sometida en este momento, o para siempre.

La mente tiene planes, aunque limitados, siempre adelante ante un cuerpo más bien cojo por todos los lados.

Durante mi ingreso en el hospital siempre agradecí las visitas, pero también a veces me sentí molesto por no poder seguir la conversación. Por otro lado, si nadie venía, aunque sólo ocurrió un día, también me sentí molesto.

En casa cambian las cosas, la familia siempre está allí intentando de facilitarte la vida en lo posible. ¿Si quieres algo? ¿Si quiero comer? ¿Si quiero ir a cama? ¿Si quiero ver la TV?

No puedes escapar de esta situación de sobreprotección.

Cierto es, y hay que ser justo, todos lo hacen por amor a mí. Una conversación sobre cualquier tema es buena, pero me cuesta mucho seguirlas. Soy injusto en este momento, seguro que sí. Pero ¿dónde está la solución?

XII: La familia y la enfermedad

Naturalmente cada enfermedad tiene su efecto en la familia, cada miembro de la familia lo toma diferente. La detección de la enfermedad es casi lo de menos. Detrás de este comportamiento está el saber de qué existen muchas formas de cáncer y miles de personas afectadas. Sabemos mucho por la prensa, resultados positivos y negativos. Tomamos en cuenta que en un futuro, no tan lejano, un 80% de los hombres van a padecer esta enfermedad. Las investigaciones avanzan y se crea confianza hasta tal punto que nos hacen creer que no es para tanto.

Se empieza con la terapia hormonal en el CAP (Centro Atención Primaria) y en el Especialista, la cosa va bien y hay pocas preocupaciones. Así pasan los años y no pasa nada. El tema se comenta como se puede hablar del tiempo.

La comunicación de que la terapia hormonal puede haber fracasado deja una puerta abierta a un nuevo tratamiento aunque de mayor calibre. El nombre de quimioterapia es conocido y mucha gente es sometida a este tratamiento. Es grave pero se oyen noticias en la TV y la prensa sobre este tratamiento que, con todas sus desventajas, deja algo de esperanza. Bastantes personas han sido supuestamente curadas del mal de nuestro siglo.

Las cosas siguen su curso, analítica y visita a la médico. Se comentan los resultados encontrados, no hay muchos cambios por lo tanto pocas preocupaciones. Hasta después de la tercera sesión de quimioterapia los valores del PSA no bajan sino aumentan entre analítica y analítica. Las pruebas adicionales, como la gammagrafía ósea o un TAC confirman que el tratamiento con toda seguridad ya no funciona. Técnicamente se ha producido una resistencia a la castración (hormonal). Es un golpe a las creencias de una cierta infalibilidad al sistema de tratamiento. No está todo perdido existe otro tratamiento.

La cosa va adelante, pero con menos confianza inicial al nuevo sistema. Los pensamientos se complican. Por primera vez se abre el paso la idea de que no todo va bien.

No obstante, un nuevo medicamento, recientemente "estrenado", autorizado en 2011, y específico para personas con resistencia a la castración que han sido tratadas anteriormente con quimioterapia, de repente aumenta la confianza. Se aceptan las pautas a cumplir con el tratamiento y uno se va más o menos contento a casa. En casa cada uno con sus dudas imposibles de aclarar, siendo el tratamiento tan nuevo que muchos médicos ni conocían su existencia... Todo va bien, cada día por la mañana 4 pastillas junto con las demás pastillas y el día parece perfecto hasta cierto punto está arreglado el futuro hasta la próxima vista a oncología. El tema del cáncer no ha desaparecido como tal, pero se toma con tranquilidad aunque con un cierto interrogante al enterarme de que soy el único paciente que sigue el tratamiento en casa. ¿Un experimento? No, seguro que no.

¿Está justificado emplear un medicamento que estadísticamente sólo garantiza la prolongación de la vida durante un tiempo? Las perspectivas que se crean no son demasiado buenas para el paciente. Pero también puede ser que la puerta de la estadística se ha dejado abierta para mí, y me salvo.

Cierto es, que por pequeña que sea la rama para salvarse uno intenta agarrarse.

Las visitas y analíticas siguieron su curso. La esperanza mía, de la familia y en especial de mi mujer son óptimas. ¿Por qué no? otros se han salvado. Hasta que un día, después de la cuarta sesión con la quimioterapia paliativa de acetona de Abiraterona, vino el jarro de agua fría. Los datos obtenidos de gammagrafía ósea, del TAC y del PSA están por las nubes. Queda claro que el tratamiento debe ser suspendido. Se ha producido otra resistencia al tratamiento.

Esta situación nadie la esperaba, pero sí sabíamos que podía ocurrir. Nadie de momento sabe exactamente lo que ocurre en el cuerpo. Una vez producidos los hechos se puede analizar. Más agua fría esta vez de un riachuelo de montaña.

De hecho aquí se terminan todos los tratamientos, no hay más. Analítica, control y reacciones. Una de estas reacciones fue el ingreso al hospital por el estado de anemia de 85. Cifra que se considera como mínimo.

Hay algo donde hay esperanza, el hospital, la transfusión de plaquetas rojas. Todas medidas que se agradecen pero en fin, sólo intentan hacerte la vida más agradable.

Hay otra complicación en la vida familiar, que es ¿dónde duerme el enfermo? Desde hace ya más de un año, al inicio de la enfermedad, descubrí que duermo muy intranquilo, doy muchas vueltas, me levanto 5 ó 6 veces durante la noche para orinar. En resumen, no dejaba dormir a mi mujer. Al final nos levantamos cada uno peor que la noche anterior. Menos mal y sólo en este sentido, que ya somos pensionista y la hora de levantarnos no es un problema demasiado grande.

El problema se agravó sobre el mes de mayo (2013), terminando la quimioterapia y empezando la quimioterapia con Abiraterona. Finalmente colocamos una cama individual en otra habitación.

Yo podría dormir como quisiera, entrar en la cama cuando me apeteciera, muchas veces me llevaba la comida a la cama. Comida triturada y fácil de digerir.

Colocar las colchas, mantas, tantas como necesitara durante la noche. Podía cambiar, quitar o añadir las mantas según tuviera calor o frío. Si no todo lo óptimo pero sí confortable.

Conviene tener siempre una o dos mudas de dormir como repuesto, porque los constantes cambios de temperatura corporal hacen sudar y el sudor se convierte en frío y finalmente la ropa está mojada. Todo esto sin molestar a mi mujer.

Otro tema, para mí secundario, para algunos de primer orden, es la sexualidad, que en casi cada folleto que acompaña el medicamento hace mención a que la sexualidad puede ser afectada o disminuir el deseo sexual.

Me pregunto si es una mera protección jurídica para la empresa o tiene el tema realmente tanta importancia si uno padece una enfermedad como el cáncer, donde el cuerpo lucha por vivir el día a día.

Si puede convertirse en un problema para una familia el ir y venir al CAP, al Hospital, hay un servicio externo de la Seguridad Social si el paciente, el enfermo no puede valerse por sí mismo, es decir: si no eres totalmente autónomo. No siempre hay un acompañante y menos una persona con vehículo disponible para llevarte a donde se hacen las pruebas. No siempre es fácil para una persona con trabajo pedir unas horas libres para llevar a un familiar a un hospital o a donde haya que acompañarlo. Convenio, estatuto de trabajadores, derecho o no, la política de muchas empresas no están por esta labor ni si quiera si está establecido en su propia política social. Más bien te lo descuentan de tus días de vacaciones. Lo de social es solamente de cara al exterior.

XIII: Algunas notas sobre la situación sanitaria actual

Creo que estamos todos de acuerdo con la siguiente afirmación:

"Un hospital público es un servicio social sin ánimo de lucro y no es una empresa privada desde la vista organizativa, legal y jurídica, laboral y con la obligación de hacer beneficio".

Las normativas y leyes son diferentes y más sus interpretaciones son diferentes. La sanidad pública está reconocido no solo en España sino también fuera de sus fronteras como un buen servicio público que funciona.

Desde este punto de vista no se entiende que algunas personas con poder político intenten cambiar una situación que es buena para el usuario pero desfavorable para el partido o sus intereses laborales o peor que pretendan supuestamente mejorar algo sin tener ni idea de cómo hacerlo y con la clara intención "yo no tengo la culpa".

El poder político radica en las normas que durante los años, los partidos de cualquier color, han dejado como herencia en los ayuntamientos y comunidades autónomas adaptados cada vez a un programa que les guste y finalmente favorezca la reelección en el cargo.

Un empresario privado lucha por su empresa. Conoce las consecuencias.

Un político simplemente se va, no hay consecuencias, ni responsabilidades civiles ni jurídicas. Ser sustituido después de perder las elecciones no es una amenaza desde hace mucho tiempo.

Las decisiones políticas sí son una amenaza para el personal sanitario. Son profesionales que han invertido mucho en su formación, están dispuestos a cumplir con sus obligaciones hasta que una decisión política (recortar el sueldo porque es fácil de calcular, suprimir un servicio sin saber si es necesario o no, etc.) provoca el desastre.

En los años de bonanza se cometieron algunos excesos tanto en la empresa privada como en la pública pero existen instrumentos analíticos no muy sofisticados para descubrir las anomalías. Fácilmente se puede saber dónde hay algo que no funciona, intentar corregirlo, modificarlo, dando prioridades y llevándolo a las metas establecidas.

XIV: Preguntas sin respuestas

¿Realmente vale la pena experimentar con medicamentos que sabemos de antemano con una alta probabilidad que no llegarán a buen término cómo, por ejemplo, el caso de Abiraterona que según la estadística puede prolongar la vida un 30% ó 3 meses más?

He sido el único paciente, en este tiempo, tratado con este medicamento. Fue el único medicamento disponible para afrontar un cuadro clínico como el mío: resistente a la castración y haber experimentado la quimioterapia negativamente.

Yo apoyo el haberlo intentado, fue deber de la médico intentarlo todo. Jugar todo a una carta. El resultado ya es conocido. También a este tratamiento el cuerpo opuso resistencia.

Tal y como está la situación no hay otro tratamiento disponible que dejar todo en manos de la vida, de la naturaleza, ¿quién gana la partida?

Aquí surge la discusión, prolongar la vida en tres o cuatro meses sabiendo la escasa probabilidad de éxito o dejar a este paciente desde ahora sin tratamiento. Estamos en el mismo punto de partida: Tener mucha suerte o dejarle morir unos meses antes.

¿Visto de otra manera y confiando que la información con sus resultado correspondiente, llega a donde debe llegar, a la investigación, en este caso Abiraterona, aumentando finalmente el porcentaje de 30% a un 80/90% el sufrimiento de una persona ha valido la pena, si no, es mejor de dejar de hacer experimentos al azar, en el estado de investigación como medicamento.

XV: Rehabilitación

Notas tomadas en el hospital (octubre 2013), pocas instrucciones, pero importantes para los primeros días en casa.

Dada la pérdida de masa muscular, casi total, en las piernas, la receta es caminar y caminar dentro de lo posible, pero con constancia, aumentando poco a poco la distancia y el tiempo.

Pude que durante los primeros días de rehabilitación la musculación intenta formarse y este proceso causa bastante dolor.

Allí ayuda también la sobrealimentación en forma de sobres y batidos.

equilibrio

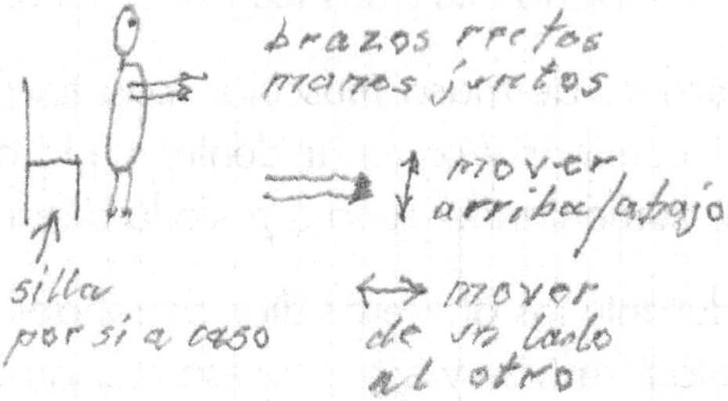

1. con vista fija un punto
2. con vista móvil
3. con ojos abiertos
4. con ojos cerados

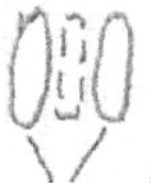

Los primeros dia
NO sin ayuda

equilibrio

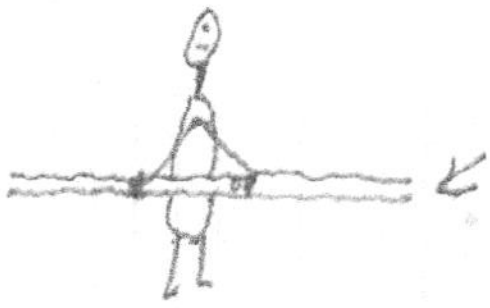

silla
barra
cama

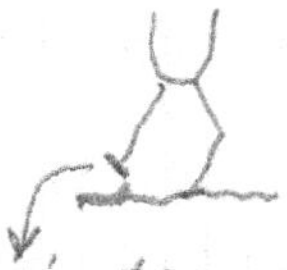

sin tocar suelo

1. de frente
   pie derecha/izquierda

2. lado izquierdo
   " derecho

musculos

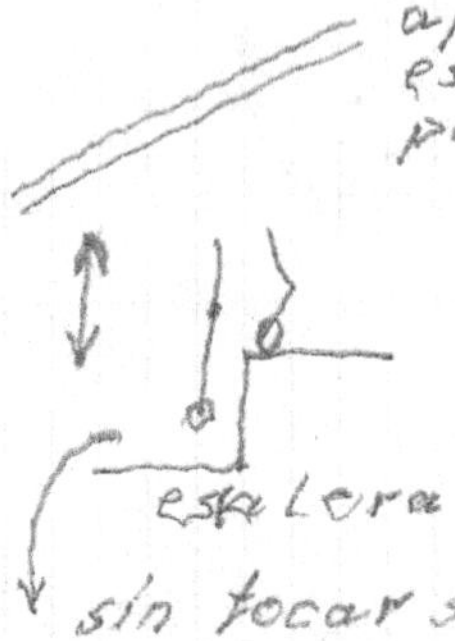

1.

sin tocar suelo

pie derecho
" izquierdo

2.

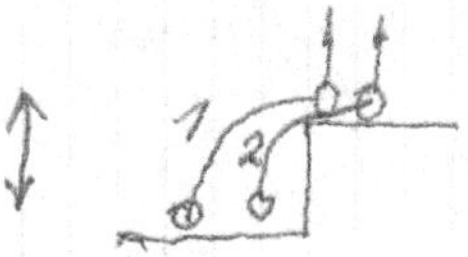

subir / bajar

3.

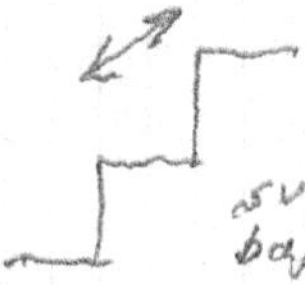

escalera

subir de frente
bajar de espaldas

XVI: El II. Capítulo de Abiraterona

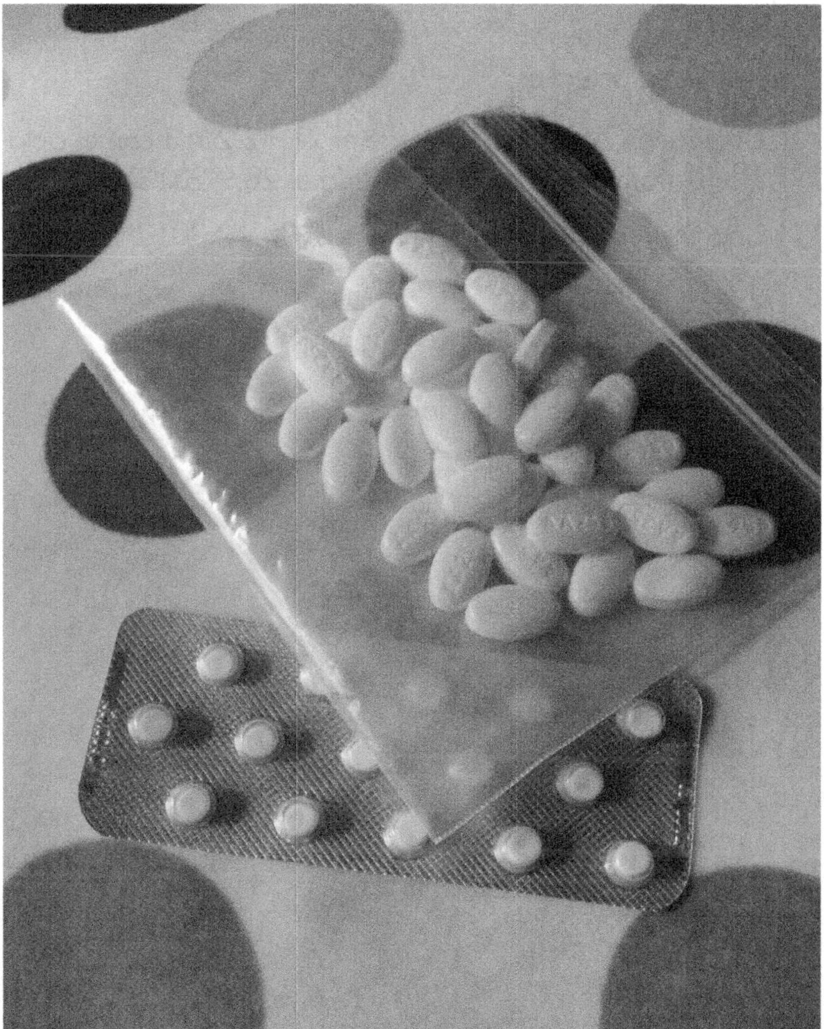

Resumen

Parece justo y siguiendo el dicho que "el fuego lo purifica todo" incinerar mi cuerpo con el fin de eliminar el cáncer, así quedará destruido para siempre y no intentará seguir viviendo debajo de la tierra contaminando el mundo más de lo que ya lo está.

El tratamiento actual es:

- Seguir con Abiraterona desde el 21.12.2013 con el ciclo 5°. (El tratamiento fue suspendido el 28.9.2013)
- Seguir el reforzamiento de huesos: 20.12.2013
- 17.1.2014
- Transfusión de plaquetas: 20.12.2013

Según la analítica el 18.12. la Hemoglobina en 84

El día 15.1.2014 en 108

El II Capitulo de Abiraterona

Para el 18.12.2013 estaba ya programada una analítica a las 8.30 h y una posterior visita con la médico.

En la mente, como en la visita anterior, teniendo en cuenta que no tengo un programa específico asignado, llevo el pensamiento de que esta visita puede ser la última. Sin olvidar que estamos en una época de recortes y porque alargar un tratamiento que en principio no tiene ni futuro ni éxito.

Aunque no tenemos un tratamiento ordinario ni específico conviene hacer balance ¿Dónde estamos?

- Todas las pruebas de TAC y ecografías han dado negativo no hay ningún órgano afectado por la metástasis, incluido el último TAC abdominal. No hay células malignas traspasadas a los órganos, quedan afectados "sólo" los huesos de la cabeza hasta los pies.
- Los valores de la analítica del 18.12.13 están dentro de lo normal a excepción de los valores hepáticos del hígado aunque han mejorado desde el análisis anterior.
- La hemoglobina, los glóbulos rojos están en 84, valor insuficiente.
- El PSA está por encimo de 1000.
- No hay signos de que la enfermedad haya empeorado desde la salida del hospital a finales del mes de octubre.
- El dolor ha mejorado, está controlado desde que se ha aumentado el MST 10 a 20 (2x10mg) y Abstral aumentando la dosis de 1 a 2 pastillas si es necesario.
- El peso es estable entre 67 y 68 Kg.

- La temperatura corporal entre 36 y 37 C.
- El vientre normal, aunque ayudado con lactuosa.

No hay signos externos que pueden dar sospechas de cualquier tipo, ni hay vómitos, ni dolor de cabeza, ni hinchazón de piernas.

En este momento no se sabe si el anterior tratamiento con Abiraterona ha tenido éxito, ni positivo, ni negativo, ni neutro.

Lo cierto es, que es el tratamiento adecuado que concuerda con las características de mi enfermedad, metástasis de huesos y quimioterapia aplicada sin éxito.

Realmente el tratamiento se interrumpió por la sospecha de que el cuerpo había desarrollado resistencia igual que en los casos anteriores con las hormonas y la quimioterapia. Todos los indicios lo indicaban, pero no existía ninguna certeza.

Con toda esta incertidumbre sobre el tratamiento, tomando en cuenta que el PSA es muy alto, por encima de 1000, la última gammagrafía que señala los huesos afectados y todos las pruebas hechas, incluido los TAC que señalan que no ha sido infectado ningún otro órgano interno, se toma la decisión de empezar otra vez con Abiraterona.

Con esta decisión únicamente se reactiva un proceso, un tratamiento que se hacía unos meses antes, interrumpida desde finales del mes de septiembre.

El día 20.12.13 me entregan 80 pastillas de Abiraterona, acordando recoger los restantes sobre el día 7.1.14. La primera toma se realizó el día 21.12.

También aquí existe el peligro de que corten el suministro de las pastillas por los recortes administrativos aunque nunca se hubiera probado o demostrado la ineficacia del medicamento o el fracaso. No hace falta recordar a la administración, que el medicamento ha sido aprobado para su uso, por lo tanto un eventual corte en el suministro es puramente administrativo y no por razones hospitalarias.

El segundo día, el 22.12, de tomar Abiraterona me levanté con mucho cansancio, roto, con la sensación de que me ha pasado un camión por encima de mi cuerpo. Un dolor diferente empezaba en las piernas en la parte de arriba extendiéndose hacia la cadera al día siguiente. La "central de dolor", como desde el principio, no ha cambiado, está en la ingle derecha.

Este dolor tiene mucho que ver con el movimiento de las masas de aire sobre el océano atlántico cerca de la costa gallega el 22.12 y días siguientes. El dolor es diferente, se siente muy profundo, sobre los huesos y no en un sólo punto, sino repartido en los huesos largos de las piernas. La estadística sobre la toma de unidades de Abstral lo demuestra, ahora en esta fecha como en la fecha anterior a finales del mes de noviembre.

Como coincide la 1ª toma de Abiraterona y la influencia de las masas de aire en la misma fecha no puedo saber a quién atribuir el dolor. Me inclino en este caso a creer que la masa de aire tiene la "culpa" por la sensación de dolor tan diferente.

La transfusión de las plaquetas rojas el día 20.12 seguramente ha ayudado la oxigenación de todo el cuerpo aunque exteriormente no se nota nada ni se traduce en más fuerza.

Cierto es que a finales del año me encuentro bastante bien, empiezo a comer normal, sin triturar.

Ha desaparecido la sensación de autoprotección del cuerpo, el aparente nudo en el estómago y en la garganta, contra la comida normal, sin triturar.

El día 27.12 empecé a hacer pequeñas caminatas por la calle para reforzar los músculos. Igualmente empecé a hacer movimientos con los brazos utilizando pesas de un kilo. Todo en plan de rehabilitación, lenta, constante y sin excesos. Hay que tomar muy en cuenta que la enfermedad persiste y que los músculos han casi desaparecido por completo durante el último año. Por lo tanto la recuperación es lenta.

Tardé unas seis semanas, contando desde la salida del hospital a finales del mes de octubre hasta que mi cuerpo estuvo dispuesto aceptar la recuperación.

Estamos en el día 6.1.2014. Todavía ando como un pato, con las piernas ligeramente abiertas, para equilibrar el cuerpo. Ando mucho mejor que hace una semana, puede levantar la vista y bajar la vista sin problemas. Intento y lo hago cada vez más, andar sin la ayuda de una muleta. La muleta me da demasiada confianza al andar. Cierto es, que sin muleta, la posibilidad de una caída es mayor.

El día 7.1, tal y como estaba previsto, se recogieron las restantes 32 pastillas para completar el ciclo 5 sin problemas.

Me he acostumbrado a tomar la pastilla de Abstral sobre las 22h cada día. En primer lugar para combatir el pequeño dolor en las piernas, rodillas hacia abajo, y en segundo lugar para dormir mejor. Aunque el efecto dura más o menos unas 2 horas si no estás en cama. En la cama existe la sensación de un efecto más prolongado.

Así se ha convertido la toma de la pastilla contra el dolor casi como imprescindible, casi como una dependencia.

Desde el día 27.12. Tomé sólo un pastilla de Abstral, ésta de la noche.

El tiempo, la atmósfera en general está bastante estable aunque con algunos frentes de lluvia entrando por Galicia. Esto confirma mis sospechas de que los frentes fríos o de calor casi no tienen influencia sobre los huesos pero sí las masas de aire que se forman y se rozan entre sí mismas, al girar cada una en sentido contrario que la otra, producen ondas electromagnéticas que causan un dolor profundo, muy especialmente en los huesos largos de las piernas.

Hoy día 10.1.14 he tomado sólo una MST 10 por la mañana a las 8:00h para ver cómo reacciona el cuerpo a la reducción. Al poco rato ha empezado el dolor en las rodillas y va poco a poco hacia abajo. En principio echaba la culpa al mal tiempo, nublado, niebla y con tendencia a llover. Pero no fue la influencia del tiempo.

A las 11:00h decidí tomar la segunda pastilla. Sobre las 12:00h del medio día cesó el dolor en las rodillas.

Habrá que probar otro día, pero parece que está muy claro que la medicación de dos pastillas cada 12 h me hace la vida viable.

A esta fecha, tres semanas después de la última visita a la médico me pregunto qué hace que me sienta, en el exterior, aparentemente mejor, dónde está el origen:

- En la toma de Zytiga, que realmente sólo se debería notar en el interior y en base de prueba analítica de sangre. ¿O si acaso los efectos de Abiraterona no se pueden ver en la analítica?
- En la rehabilitación, caminar media hora, cerca de 1 Km. diario y los ejercicios de brazos de unos minutos con pesas de 1 Kg.
- En la transfusión de las plaquetas, la última el día 25.12.
- En la toma de comida normal y no triturada. Ambas la comida normal y la rehabilitación al parecer han ayudado a regular el vientre sin intervención de ningún medicamento.

Las 20 h ya es el límite de mi día, hay que cenar sin demora e ir a la cama para evitar tomar dos pastillas de Abstral, como tuve que hacer en Nochebuena y Nochevieja.

En principio, el comportamiento de mi mente es positivo hacia una pronta mejora, aunque limitado por tantos inconvenientes y contradicciones en el futuro, como por ejemplo la falta de un tratamiento específico pero por otro lado también hay algo de fe en la medicación de Abiraterona.

Pendiente de la próxima visita el día 15 la mente se activa negativamente y se traduce en un ligero nerviosismo.

La visita al hospital el día 15 fue en general positiva. La analítica ha mejorado. Se siegue con el tratamiento de Abiraterona que se había empezado nuevamente el 21.12 con el 5°

ciclo. De momento y según la doctora no había oposición de la administración del hospital en continuar el tratamiento.

Por la recogida de las pastillas en la farmacia del hospital se puede deducir que todavía soy el único paciente con este tratamiento. Los ciclos de visita a la doctora no coinciden con el total de las pastillas en el envase, que son 120 pastillas para 30 días. Si el ciclo de visita son 28 días me entregan 8 pastillas menos. El próximo mes empiezo con el envase de 112 pastillas para recoger las restantes unos días más tarde. Y así cada mes, adaptando las pastillas al ciclo de la visitas a la doctora.

Igualmente se continúa con el tratamiento para reforzar los huesos (Zometa). Se fija el día 17 en el hospital de día.

No se puede detectar por ningún método conocido ni con la analítica de sangre algo capaz de confirmar que la enfermedad ha mejorado, está estable o ha empeorado la situación. Aunque por mi manera de andar, el aspecto en general, parece indicar, que como mínimo, la enfermedad se mantiene estable.

La toma de Abiraterona se convierte así en un acto de fe. Como en tantas situaciones de la vida, la creencia en algo positivo puede ayudar a mejorar tu estado general, el posicionamiento negativo de la mente te puede hundir por completo.

El 18.1.2014 entró un frente de lluvia bastante extenso que me obligó a tomar Abstral para el dolor, cuando casi todo el mes de enero había bastado con una unidad de 100 microgramos. No es realmente algo extraordinario para mencionar pero sí es algo especial el tipo de dolor, no en los huesos, sino en los músculos y los tejidos alrededor de los huesos. En cambio una masa de aire, a finales del mes de noviembre y otra en los días de Navidad, me atacó directamente los huesos. Era un dolor diferente.

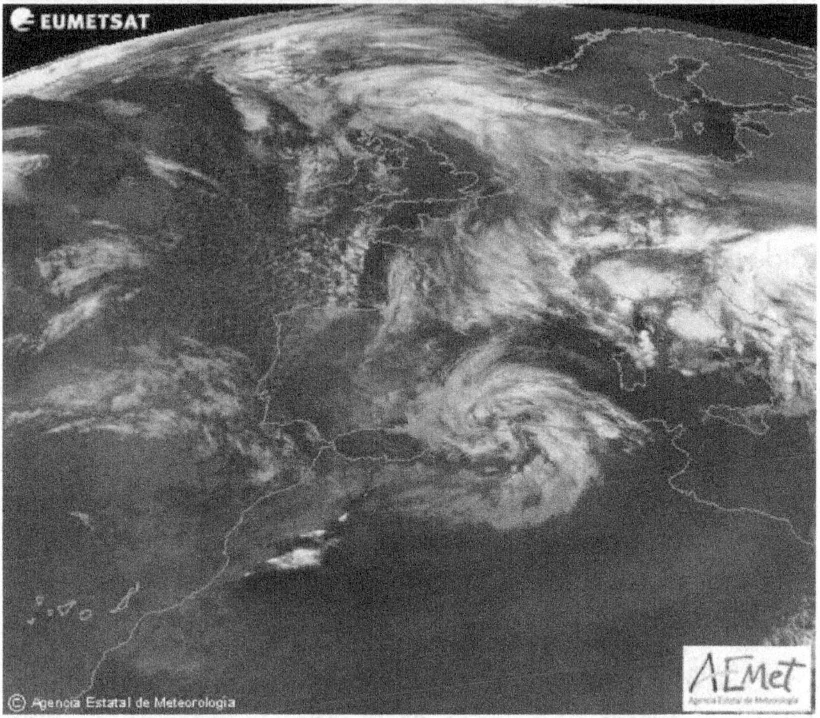

Da la casualidad que la infusión intravenosa de Zometa en el hospital coincidió con tormentas y masas de aire los días 20.12 y 17.1

El Zometa tiene como contraindicaciones; posible trastorno de músculo esquelético, frecuente dolor óseo, mialgia, artrolia y dolor general.

Puedo justificar el aumento de Abstral para el dolor, por un lado a causa del Zometa 28 vía intravenosa y por otro lado, aunque en menor medida, debido a las masas de aire.

El dolor aparece en un día, hombros, antebrazos, rodillas, hueso debajo de las rodillas, caderas…

XVII: Episodio aparte

Empieza el 15.1.14 y termina el 31.1.14.

El 15.1 visita en el hospital, datos analíticos y todos contentos 2 Abstral al día como en los 14 días anteriores.

El 17.1 Zomatec vía intravenosa en el hospital, sin incidencias, 2 Abstral.

El 18 aumenta ligeramente el dolor: 6 Abstral.

Según el prospecto de Zomatec puede aumentar el dolor, unas 24h después el 19.1 Abstral 7.

El dolor se centra en el cráneo al tocar los pelos, hombros hasta el cuello, hombros hasta los manos, zona de la cadera, rodillas, piernas especialmente el lado izquierdo, zona superior (muslos) y zona inferior, pantorrillas, debajo de las rodillas hasta los pies. El dolor de la rodilla es tan fuerte que no deja mover la pierna ni apoyarla en el suelo. Nunca tuve tanto dolor en todo el tiempo desde enero 2012. Necesité apoyo real y efectivo durante unos días.

Desde el día 20 hasta día 30.1 consumí un promedio de 8 unidades diarias de Abstral. Llegando algunos días a las 10 unidades.

Se acuerda con PADES aumentar MST a 30 3x10 para los días 24 a 27. Fue un fracaso, a las 3 tomas el dolor aumentaba, lo comenté con PADES y me mandaron el 26.1 a urgencias no sólo por el dolor y vómitos mucosos sino también por una posible anemia. Las pastillas MST pueden provocar vómitos, contra los cuales me recetaron Pimperan en el hospital. Lo tomaba sólo cuando la sensación de angustia era fuerte. El 30.1 tomé la pastilla por la noche e inmediatamente vomité. No volví a tomarla más.

El día 30.1 tomé una pastilla de MST 5mg más 2x 10 + 5 igual a 25mg. El día 31 rebaja el dolor a 4 Abstral.

Claro está, el causante es el Zomatec, pero ¿por cuánto tiempo? pueden ser dos semanas. Hay que tomar en cuenta que hubo otras 6 inyecciones intravenosas antes.

La pregunta se la hice a la Enfermera Asu, la más comunicada para mí.

Todo este ciclo de dolor hizo que el día 1.2.14 estuviera igual que seis semanas atrás, comida triturada, sin poder caminar en el exterior, casi siempre en cama...

Estos días con la visita de PADES el día reciente se sospecha que este estado pueda tener relación con un problema de nervios y se decide añadir una pastilla diaria de Gabapentina 300. Se empieza con el mínimo, como con otras muchas pastillas para comprobar si, con el tratamiento actual, el cuerpo lo acepta o no. Pasado una semana desde el inicio del tratamiento con Gabapentina, el sábado por la noche, sobre las 20h me sobrevino un ataque de dolor sobre la rodilla izquierda, un dolor de escala 10. Tomé varias dosis de Abstral y pastillas para dormir, me apliqué crema antiinflamatoria. Pasé la noche fatal, entre el dolor y los pocos ratos que pude dormir.

El domingo fui incapaz de apoyarme sobre la pierna izquierda. Necesitaba ayuda y el bastón. Así estuve hasta el lunes. El martes vino Pades y me recomendaron tomar 3 pastillas. El efecto sobre los nervios no dio resultado, primero con una pastilla durante una semana, después con dos pastillas sábado y domingo, se resuelve aumentar la dosis a tres pastillas.

Puede que por la toma de dos pastillas el circuito nervio/eléctrico no quedó cerrado sino atascado en la rodilla izquierda la más dañada hasta ahora. Como ejemplo simple eléctrico: un cable sin conexión en un lado ni en el otro no tiene sentido, si se conecta un trozo de cable más al primero es propenso a dar cortacircuitos al final. Probablemente da como resultado el dolor de la rodilla. Así que se conecta y se finaliza el circuito completo.

Con la toma de la tercera pastilla se cree que pasa lo mismo, en el nervio los estímulos eléctricos fluyen correctamente y se soluciona el problema de forma aceptable. Problema que impedía caminar sin necesitar algún tipo de ayuda. Transcurridos tres días esperamos a ver qué pasa. Se sabe que muchas pastillas desarrollan su efecto después de varios días. Es la realidad.

Otras cosas raras:

Antes cerraba los ojos y el fondo era siempre blanco ahora al instante aparece una imagen de una historia de fantasía que se mantiene mientras los ojos están cerrados. Al abrir los ojos la historia termina, al cerrar los ojos otra historia empieza. Nunca es la misma historia. Invita a actuar con las manos.

Durante casi una semana no pude sentarme en el inodoro, debía apoyar las manos sobre la tapa haciendo equilibrio porque dolía cada milímetro del tejido musculoesquelético.

En los días con mayor dolor, días en que tomaba de 8 a 10 Abstral utilizaba también para las rodillas y alrededores crema Voltaren que ayudaba algo.

En los días 25/26 cogí un ligero resfriado con mucosidad que no desapareció.

Pérdida de peso de 3kg.

No podía estar sentado y apoyando las manos sobre las piernas. Duelen los huesos de las piernas.

Al tomar zumo de cítricos; naranjas, mandarinas, el sabor quedaba en la boca durante horas 4/5 h y no se iba con agua, ni café, ni chocolate. Esto me recuerda la prohibición de tomar pomelo durante el tratamiento con Abiraterona.

Al tomar agua para ingerir las pastillas o lavarme los dientes se forma en seguida una espuma pegajosa mocosa que es difícil de sacar escupiendo.

Mientras tomo 4/5 Abstral al día, o más, vale la pena echar una siesta. Al descansar se reduce el dolor y la necesidad de más Abstral.

Si duelen también los hombros hay que tomar dos de Abstral a la vez. Hay que perder el miedo al Abstral pero no el respeto si tomo 8/10 en un día.

Conviene hacer un plan de dolor. Partiendo de 10mg hasta una meta de 35/40mg de 5 en 5mg (MST)

Visita el día 12 de febrero, el estado general es peor que en la visita anterior, de enero, sin embargo la analítica es mejor.

El estado general es peor por el efecto de Zomatec. Está confirmado que el dolor afecto al tejido alrededor de los huesos. El cuerpo ha perdido 3 kilos de peso. Lo ganado anteriormente quedó perdido en tres semanas.

El mismo día aumentó el dolor en todas partes. Acababa de tomar 12 Abstral desde la tarde hasta el mediodía del día siguiente. Casi con toda seguridad fue el agotamiento total del cuerpo (80%) y no la propia enfermedad (20%).

Los días 12, 13 y 14 tomé 5mg más de MST. Total 30mg, el cuerpo se encontraba mal. El día 15 no lo tomé. Este esfuerzo de 5mg fue demasiado. El día 12.2 a las 16 h tome un MST 5 más igual el 13 y 14 a las 8 y 21 h uno de 5 más. Estaba tan mal que suspendí hasta el día 21 la toma de las 10 h por la mañana de uno de 5 por la noche no (ver lista febrero). Son teorías mías para llegar a 30 mg.

El 15 tomé un dolmen que hizo más efecto de lo normal.

La toma de Abstral fue un promedio de 4 a 6. del día 1.2 al 16.2.

En la visita del 12.2.14 se solicita comprobación del oído izquierdo por una pérdida de audición muy rápida. Tiene relación con la inestabilidad en el cerebro y con morderme la lengua en la parte izquierda cuando cómo.

Se pidió también un análisis de calcio para controlar los valores, el último era de nov. 13. A lo mejor tuvo algún efecto la crisis de Zometa a finales del mes de enero.

Después de la visita el 12 de febrero quedé en casa hecho un deshecho, totalmente sin fuerzas y con dolor en todas partes. Directamente a la cama. Ese día tomé 12 Abstral. Los siguientes días 6, 5, 7 quedando en los próximos días en 4,5 unidades.

Queda muy claro el efecto del Zometa y la visita al hospital. Tenía visita programada a las 11.30 y antes a las 8.30 la analítica. La espera entre la analítica y la vista, la entrada, la caminata por los pasillos del hospital, el ir y venir hasta el coche, fueron un esfuerzo excesivo. Teniendo en cuenta que un cuerpo sano aguanta más allá de lo que normalmente se le pide, esto fue pedir demasiado a un cuerpo ya desgastado por la enfermedad y los tratamientos.

Prácticamente tardé en recuperarme hasta el día 22.2, 10 días.

Lunes 17.2. Accidente de mi mujer en casa. Tercer dedo pie izquierdo fisurado, anda con dos muletas.

En la visita de PADES, doctora y enfermera, el 19.2 se acordó solicitar la analítica en casa para la visita en el hospital el 12.3 unos días antes para que lo tengan en el ordenador en el hospital. Así se evita la espera de dos horas en el hospital.

El 23.2 y 24.2 la toma de Abiraterona me provocó vómitos. Consulté con Asu el 24, pero no me suspende la toma, ya que probablemente se trata de una infección de estómago. Una leve gastroenteritis. Se consulta al médico.

A las 12h llaman de PADES y ante la misma consulta dicen lo contrario. Los vómitos pueden ser por acumulativo del medicamento y no es del estómago.

El día 25 sobre las 7h tomé pequeño trozo de plátano esperé 5 min. Y no pasó nada, tomé las pastillas de MST y prednisona. Sólo la primera pastilla llegó al estómago y todo afuera. Esperé 15min y tomé Pimperan esperé media hora y repetí la toma. Funcionó. No estaba tomando Zytiga (Abiterona). Asu no había contestado. ¿Tomo medicación adicional para el dolor? ¿Gabapentina? no hace efecto pero ataca a los nervios. No me deja hacer la siesta. Queda pendiente de comentar con PADES.

Resumen de lo acordado con PADES Se toma 30mg desde el día 25.2

No tomo Abiraterrona desde el 24.2 no se producen efectos secundarios por no tomarlo.

Tomo las pastillas a las 8h (MST y prednisona) con toma de Primperan.

Un día después de dejar Abiraterona desaparece poco a poco la espuma/mucosidad, desaparece totalmente al cabo de una semana. La formación de espuma fue automática siempre a la misma hora, el cuerpo conocía la hora.

Tomé Gabapentina durante dos días, al medio día atacó a los nervios y no me dejó hacer la siesta.

Cambio la Gabapentina al desayuno. No hay efectos. El dolor cortante en las piernas desapareció casi por completo sin saber por qué, si ha sido a causa de la Gabapentina o no. Aplico crema antiinflamatoria sobre las piernas especialmente de rodillas hacia abajo. Y sobre la rodilla de la pierna izquierda a un tubo, tipo rodillera.

Reacción de no tomar Abiraterona. Asu no ha llamado.

El 23.2 el primer vómito el 24 el segundo. Suspendida la toma el 25 no notaba cambios, pero sí mucha espuma/ muquosidad en la boca como cada día y a la misma hora. Una hora más tarde se toma MST y prednisona pero previamente tomando Primperan. Así los siguientes días. El cuerpo no reacciona ni positivo ni negativo, la espuma es cada día menos a la misma hora. En una semana desaparecida. Se toma todavía Pimperan en la toma a primera hora.

Argumentos para dejar la Abiraterona:

- Sólo por la mañana el cuerpo rechaza la toma.
- Si había infección en el estómago también la comida era no aceptada.
- Zomatec reaccionó a la séptima inyección intravenosa.
- Abiraterona con séptimo ciclo.

En resumen, quizás en febrero comenzó una nueva etapa, el cuerpo se recupera por milímetros para morir en condiciones.

Día 4.3 al Otorrino, limpieza de ambos oídos, pérdida de audición normal para mi edad. El tratamiento hormonal no tiene efecto en el oído. Recomiendan hacer más ejercicio para recuperar fuerza así se pierde la sensación de vértigo y se mejora el equilibrio.

Unos consejos útiles. Caminar descalzo por la arena de la playa. Así el cerebro es obligado a establecer permanentemente el equilibrio al moverse la arena debajo de los pies. Hacer el máximo ejercicio al caminar con o sin bastón, si es posible. Y desde luego ganar peso para asegurar al cuerpo reservas.

La salida de ir al hospital (visitas) me produce un estrés enorme, ya antes de levantarme tengo muchos temblores. El cuerpo dice que no ante el esfuerzo y provoca vómitos al lavar los dientes. Casi no puedo caminar, sensación de pérdida de equilibrio, no tomo las pastillas continuas contra el dolor (MST) por miedo de reacciones adversas del cuerpo. Es una forma de autoprotección del cuerpo: no salgas, no debes hacer este esfuerzo, no tienes fuerzas suficientes. El cuerpo mantiene el estrés durante el viaje —visita— viaje a casa y permanece durante algunas horas más ya en casa.

La extracción de sangre en casa a las 8h el día 6.3 para la analítica necesaria en la visita del día 12.3 al hospital fue una de las mejores ideas para disminuir el estrés.

Los ensayos en el laboratorio no tienen emociones ni sentimientos ni estrés ni nervios.

Mi experiencia en combinar morfina con otra medicación inferior es escasa porque no me gusta mezclar y en mi caso inútil probar, pero curiosamente dolmen disuelto en agua sí. Dolmen es un antiinflamatorio para dolores ocasionales leves y moderados dentales, de espalda, inflamación reumática, artritis reumatoide, fiebre reumática, y estados febriles. También he utilizado antiinflamatorios cremas para músculos como Voltaren.

El día 7 dormí hasta las tres y me desperté totalmente mojado como si durmiera en una bañera medio llena y este mismo día tomé sólo dolmen después de dos horas. No tomé Abstral hasta las 20h. Algo tuvo que ver el dolmen. Y Abstral para dolores extremos.

XVIII: Pensamientos

Este apartado corresponde al resumen final.

Aunque se considera el cáncer de cualquier tipo como enfermedad grave que implica la muerte tarde o temprano, no es precisamente un consuelo que te expliquen que el cáncer puede tardar muchos años en llevarte a la muerte y que probablemente te morirás por otra enfermedad. Es posible.

Durante el tiempo transcurrido desde que se me ha diagnosticado el cáncer, ya hace algo más de un año, nadie ha hablado de la posibilidad de la muerte. El tema flota en el aire y no desaparece, ni durante las vistas al médico, ni en casa.

¿Qué razones puede haber para evitar y hasta ignorar el tema?

Cierto es que nunca es agradable hablar de ciertos temas, es por esto o bien es por qué se intenta minimizar el asunto. El ánimo está en las últimas. No hay ganas de hacer nada. El cuidado personal tiene tendencia a lo mínimo, por lo menos en lo que se refiere a ropa. Para qué comprar algo nuevo si me muero aunque no sé cuándo, más bien temprano. Cualquier pregunta de comprar algo para mí, o incluso para la casa, es molesta.

La incertidumbre de qué va a pasar está presente en cada instante aunque tengas fe en el tratamiento.

Cada llamada telefónica a la familia produce pensamientos catastróficos.

Los pensamientos van curiosamente siempre a la edad de la infancia y la juventud. No hay sitio para recuerdos recientes.

Existe poco interés en aportar soluciones a problemas o dar opiniones.

Ni en el momento crítico al quedarme de forma urgente ingresado en el hospital estaba la muerte presente en mi cabeza, más bien al revés, mis pensamientos estaban con la desaparición de un familiar. Un sentimiento totalmente a la inversa.

Intente viajar a Alemania para visitar a mi hermana en el mes de julio del año pasado (2013). No pudo ser, primero por la cancelación del vuelo, y segundo por mi estado cada vez peor para viajar. La razón inicial no fue la propia visita sino el miedo de no volver a verla, no por la muerte inmediata sino por la posible incapacidad, de perder la condición de ser "autónomo". Finalmente vinieron ellos a visitarme en Navidad.

En contra de más que numerosos apuntes que favorecen la aparición de pensamientos sobre la muerte hay algunos hechos que ayudan pensar en lo contrario.

Algo hay que hacer en casa, cualquier cosa. Caminar, aunque sólo sea una media hora.

Ayudar a la familia donde hay pequeños problemas para no perjudicar la vida familiar.

XIX: Reacción del paciente. Muerte aparente

El día 25.3 vienen a casa para la extracción de sangre. Son unos días antes de lo programado porque se ha solicitado el PSA. Se tarda unos 2 días en tener el resultado. Un resultado difícil de interpretar. Que son 1000 o que es 100. El médico da su opinión con mucha reserva en sus palabras. El paciente tiene su propia opinión. Lo cierto es el PSA es el único valor para relacionarlo con el cáncer. El valor es tan incierto que hay casos en que un alto PSA indica cáncer pero realmente la persona no tiene cáncer relacionado con la próstata.

Un tratamiento con Abiraterona con valores siempre sobre el valor 1000 pero que no baja ni aumenta con el inicio ni con la suspensión del tratamiento. Ya hay tres inicios y tres suspensiones sin que se mueva el indicador del PSA. ¿Qué significa?

Una masa de aire muy compacto desde el mar mediterráneo, la costa de África hasta el norte de Francia pasando por Cataluña entre los días 24 al 31.3. Hizo que subiera el dolor en las piernas el doble de lo normal. Sólo se pudo controlar con el aumento de Abstral, pero en cantidades no siempre recomendada o bien al límite de recomendaciones de los médicos. Hay que tener en cuenta que no cubre todos los frentes de dolor. Se toma también 30mg de MST continuo, prednisona, Gabapentina 300 y se utiliza crema antiinflamatoria. No hay más. El dolor se mantiene en las piernas a pesar de

5 Abstral de 200 microg durante el día. No se elimina por completo el dolor queda algo residual de 2 y 3.

Desde el día en que hablé con mi hermana para comunicarle la visita de los hermanos de mi mujer (2.4.14), perdí todo contacto con la realidad excepto el contacto con las manos de alrededor[5].

Desde el día 8.4.14 se establece una vía de contacto que antes no existía.

Llama mi hijo al hospital a la enfermera Asu para comunicarle que el nueve de abril no puedo asistir a la visita por mi estado de ausencia. Se solicita que comprueben la analítica y que informen. Con la ayuda de PADES se estableció un nuevo contacto para determinar el dolor con la ayuda del hospital como sigue:

Fortecortin 4mg, 4 y 2 cortisona, Pantecta 20, 1, estómago, Alprazolam 0,25 1 dormir, Gabapentina 300 3, dolor, sistema nervioso, fentanilo 50 parche cada 3 días, c/72 horas, dolor, motilium jarabe 1-1-1.

Estómago, Lactulosa 1-1-1, para ir WC, Abstral 400 según dolor.

---

[5] Nota posterior: Hans posteriormente lo definió como muerte aparente

Receta de PADES

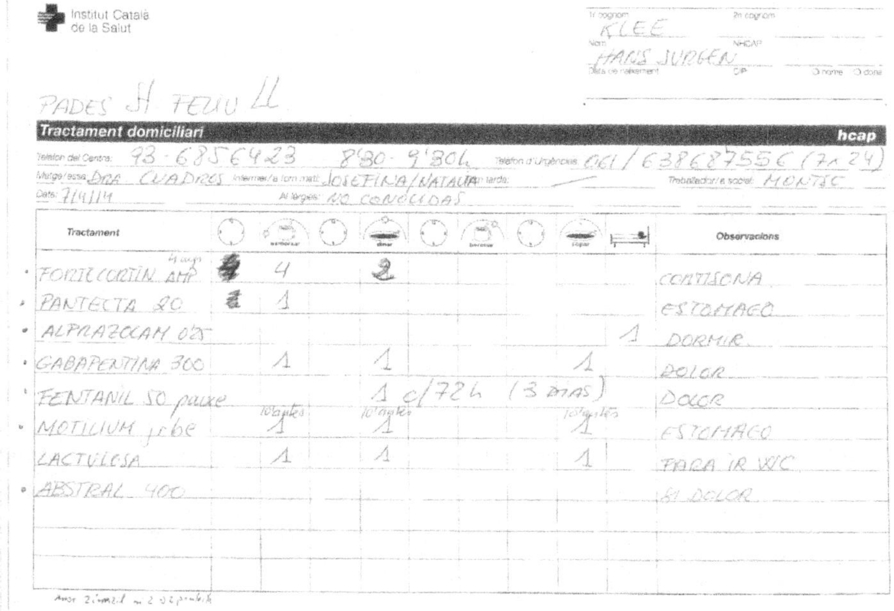

Institut Català de la Salut

1r cognom: KLEE
2n cognom:
Nom: HANS JURGEN
NHCAP:
Data de naixement:
CIP:
○ home ○ dona

PADES SH FELIU LL

Tractament domiciliari **hcap**

Telèfon del Centre: 93 - 6856423 8'30 - 9'30h
Telèfon d'Urgències: 061 / 638687556 (7x24)
Metge/essa: DRA CUADROS
Infermer/a torn matí: JOSEFINA/NATALIA
torn tarda: —
Treballador/a social: MONTSE
Data: 7/4/14
Al·lèrgies: NO CONOCIDAS

Tractament		esmorzar		dinar		berenar		sopar	(llit)	Observacions
FORTECORTIN AMP (4 amp)	~~4~~	4		2						CORTISONA
PANTECTA 20	~~1~~	1								ESTOMAGO
ALPRAZOLAM 0'25									1	DORMIR
GABAPENTINA 300		1		1				1		DOLOR
FENTANIL 50 parche				1 c/72h (3 DIAS)						DOLOR
MOTILIUM jrbe		10' antes 1		10' antes 1				10' antes 1		ESTOMAGO
LACTULOSA		1		1				1		PARA IR WC
ABSTRAL 400										SI DOLOR

---

[6] Nota posterior: Tabla que usaba Hans para hacer un seguimiento de sus síntomas e informar a los médicos

PADES St Feliu | Klee Hans Jurguen | 2014 abril

	Desayuno	Lactusa Reaccion	Medio Dia	Lactulosa Reaccion	Merienda	Cena 8/9 h	Lactosa Reaccion
Fecha Info Medico Fecha	Mtilium 10 min Fortecan 4 mg **Desayuno** Gababatima 300 Panteca Lactulosa y yogurt		Mtilium 4mg Fortecan 4 mg **Comida** Gabapanina 300 Lactulosa			Mtilenium 10 min **Comida** Gabapantina 300 Lactuosa	

Dormir	Dia	Noche	Noche
Abstral 400			
Parche c/3d			
Crema antiinflamatoria			

Comentario

kg

	Desayuno	Lactusa Reaccion	Medio Dia	Lactulosa Reaccion	Merienda	Cena 8/9 h	Lactosa Reaccion
Fecha Info Medico Fecha	Mtilium 10 min Fortecan 4 mg **Desayuno** Gababatima 300 Panteca Lactulosa y yogurt		Mtilium 4mg Fortecan 4 mg **Comida** Gabapanina 300 Lactulosa			Mtilenium 10 min **Comida** Gabapantina 300 Lactuosa	

Dormir	Dia	Noche	Noche
Abstral 400			
Parche c/3d			
Crema antiinflamatoria			

Comentario

kg

Esta fuerte intervención consiguió mi restablecimiento, confirmado por PADES el jueves. Fue el juego entre las tres tomas de Lactulosa lo que consiguió el funcionamiento del estómago. Asimismo ayudó el Abstral al mediodía y en especial por la noche sin pasar de 400. El resto debe ser fijo, Motilium ayuda regular el estómago. Debo consultar al médico hasta qué punto puedo "jugar". Puede producir nerviosismo antes de la siesta y por la noche. Si no es posible dominarlo hay que hablarlo con el Dr. De noche uno puede ayudarse con Alprazolam de 0,25 o bien más tarde de 0,50.

La muerte aparente.

Hace unas semanas y durante unos días sufrí una "muerte aparente" es decir, estar muerto según se dice. Me refiero a opiniones de mis familiares y a la opinión de la médico de PADES es decir, estaba, como se dice, fuera de la órbita de vida.

¿Qué fue la causa? Al parecer lo que cuentan, un ataque cerebral, que hinchaba el cerebro a un determinado tamaño para dejarlo fuera de un tiempo determinado. Quedaba recuperado hasta un punto "negro".

De acuerdo con lo que me han contado y con lo que he sentido, la situación ha sido la siguiente:

El cuerpo en general estaba casi rígido sin mover los huesos, los miembros quedaban en la misma posición cuando se mueven. Ya no hay respuesta a estímulos visuales y táctiles. Lo único que sentía era el contacto de las manos, brazos, cara y pelos pero sin identificar de quienes son. Había una total pérdida de control muscular y de otras funciones corporales tales como la respiración, la digestión, se come lo que se ofrece a uno. No se percibe el latido cardiaco y la persona parece fallecida.

¿Era en un futuro próximo eliminar este punto "negro" en la cabeza con una sesión de radioterapia?

¿Quién lo sabe? ¿Quién lo decide?

¿Solo el ICO,... al parecer, que SI?[7]

---

[7] Nota posterior: La muerte aparente definida por Hans era en realidad una metástasis en el cerebro que afectaba a la zona delantera izquierda, oprimiendo la zona motriz y del habla, entre otros.
Ante la imposibilidad de alimentar y mantener a Hans en casa se le llevo de urgencias al Hospital donde se confirmó que había un tumor cerebral desarrollado. De nuevo la familia tuvo que decidir por calidad de vida o cantidad (de tiempo). Se eligió calidad de vida y en urgencias recomendaron una fuerte dosis de Fortecortin (antiinflamatorio) para reducir la presión en el cerebro, aunque podría llegar a generar rotura de vasos sanguíneos internos. Se solicitó segundas opiniones al médico del CAP, a PADES y a Oncología. Confirmaron el pro (calidad) y el contra (tiempo). La familia libremente decidió administrar el Fortecortin para dar calidad de vida a Hans, sabiendo que la cuenta atrás era inminente.

XX: El Superviviente[8]

El día 20.5.2014 con una vista médica concertada entre el PADES y el Hospital únicamente me llamaban:

"El superviviente"

Que conserva la vida después de un suceso en el que otros han perdido[9].

---

[8] Nota posterior: El tratamiento con Fortecortín obró un segundo milagro. Hans se recuperó de forma espectacular generando incredulidad a todos, familia y médicos incluidos. Tal fue la recuperación, que no solo revisó y continuó con el libro, sino que hasta hizo la declaración de la renta.

[9] Nota posterior: Aquí Hans fue consciente de lo que había pasado a primeros de abril, del milagro, que había sobrevivido dos veces contra todo pronóstico. Dio gracias a su familia y a los médicos por recuperarle de la muerte aparente.

XXI: Visita al ICO

Anda como sube la necesidad de proteger el cuerpo con pastillas de dolor si se va al médico de radioterapia cuando no se sabe que va a hacer y tú debes decidir sobre el resultado que presenta!!!

A las 7h 300 Abstral (3x100) a las 9h 1de 400 y a las 10h otro de 400.

A las 11h visita programada al ICO que se realiza a las 11.30h.

¿Dónde está el miedo escondido? El medio se hace resistencia duplicando la resistencia.

Según el informe de hospital, que se envía al ICO, existen pequeños tumores para combatir, realmente restos de la muerte (aparente) sufrida anteriormente de "repente".

Decidir es cosa del ICO, aunque con mi consentimiento con firma propia en un consentimiento sobre papel.

Realmente hay éxito en el tratamiento, sí o no, un porcentaje aceptable, o no existe nada que garantiza el éxito. No, no existe nada, posibles reducciones de los tumores o bien aumentos, reales aumentos.

El mismo día de visita hacen una máscara, caliente que se enfría para adaptarse a la cabeza. Una pre-mascara para estudiar los tumores a tratar.

Puede ser en primer lugar bajar la Cortisona de actualmente los dos frascos, si aumenta los tumores, aumenta la medicación, un error en el tratamiento, razón para parar. Los efectos secundarios son el cansancio, la caída de pelo, en un sitio que no se puede efectuar... aumentar la cortisona pero hay que bajar. El cerebro baja la cortisiona baja que consequensase enfoca.

El otro día empieza al revés, empezando con un 400 (Abstral) de noche, papilla en la cama, desayuno en la cama, todo el día con un 400 en el sofá. Después empieza todo normal. ¿Cuantos días tarda todo? todo tarde levantar a las nueve, soy débil, ni capaz de levantarme, solo por la tarde, 400 es capaz, el cuerpo es constituido lo suficiente fuerte, parece que no. ¿Hay miedo? El tratamiento la mascarilla. Los huesos de la espalda, los huesos de las hombros pareze mas papel de calidad de rosa cambio de pilas como nuevas. Las vender como glas[10] como glas vi las de toriñellas. Ebenfalls[11] como tila, limpia como la boca. Ebenfalls como la psyologia, roto, roto para la siempre empezado como la siempre desde la 28.5.2014[12].

---

[10] Glas - Cristal en alemán

[11] Ebenfalls – Igualmente en alemán

[12] Nota posterior: La visita al ICO para ver de tratar el tumor cerebral que le oprimía el cerebro fue nefasto, o al menos coincidió exactamente en el tiempo. A partir de ahí como si el tumor creciera más rápido, y apenas pudo escribir más. La coherencia iba desapareciendo (no se ha querido modificar el texto por deseo de Hans).

XXII: Notas posteriores

"Roto para la siempre"

Esta fue de las últimas anotaciones de Hans en su tablet. Intuía el desenlace que ocurrió el sábado 7 de junio de 2014 a las 11h10.

Previamente Hans volvió a caer en esa "muerte aparente". Ya no se le pudo suministrar el milagroso Fortecortin que le salvó en abril del 2014 ya que ya habían aparecido varices, señal de sangrado interno. También aparecieron síntomas de otros fallos orgánicos.

Todo se precipito el domingo anterior. Hans dejó de hablar coherentemente, dejó de comer y ante el dolor, que no se podía controlar y la consiguiente desesperación de Hans pidiendo el final, la familia solicito visita urgente el lunes a PADES, que en conjunto con la asistencia social recomendaron el ingreso inmediato en una clínica de cuidados paliativos para tratarle el dolor. A Hans no le gustó, pero finalmente aceptó (no se podía comunicar correctamente, pero se notaba que aún estaba lúcido). Ese mismo lunes 2.6.2014, de noche, Hans ingresó en la Clínica Guadalupe de Esplugues de Llobregat donde permaneció ingresado hasta el final de Hans, el Superviviente.

La familia quiere agradecer a toda la familia y amigos que les han apoyado y en especial a los profesionales del sistema sanitario, que pese a los recortes ayudan con su profesionalidad al enfermo y a sus familias. Imposible olvidar. Gracias.

Nota póstuma de su mujer:

Hans, esposo mío, padre de mis hijos, gracias por todo lo que fuiste para nosotros, quedamos rotos de dolor, pero donde estés serás más feliz, ahí no hay dolor. Hasta pronto.

Made in the USA
Monee, IL
04 November 2026

67383082R10069